암 경험자들의 가슴에서
건져 올린 단어들

Contents

04
프롤로그
- 04 ㅇ과 ㅁ이야기
- 06 암이 탄생시킨 새로운 단어들 세 번째 이야기

10
자유로운 두 번째 삶을 시작하는 아미, 조종욱
- 12 시골살이
- 14 장작
- 18 엄니
- 22 패러글라이딩
- 26 고요함
- 30 소나무
- 32 미니멀 라이프
- 34 코칭
- 38 된장
- 40 나만의 건강 습관

44
그럼에도 긍정을 살아내는 아미, 정혜욱
- 46 명상
- 50 자기돌봄
- 54 소통
- 56 치유
- 60 호오포노포노
- 62 연금술
- 64 행운
- 68 자유
- 70 풍요
- 74 기여
- 78 나만의 건강 습관

82
날마다 변화를 꿈꾸는 아미, 김영란

84 파파실 언덕
88 상흔(傷痕)
92 사랑
94 열망
96 중보
98 새벽
102 세련된 자화상
104 긍정적 태도
106 쉼
108 자족
110 나만의 건강 습관

114
살아온 날들, 그리고 살아갈 날들- 그 새털 같은 날들의 일상 이야기

124
아미들의 나쁜 습관 훔쳐보기

132 만든 사람들 & 도움주신 분

저도 처음엔 작고 예쁜 동그라미였습니다.

어느 날 제 한 구석에 옹이가 하나, 둘 생겨났고

'암'이라는 '다름'이 생겼습니다.

그렇지만 여전히 저는 동그라미와 같이 살아가고 있습니다.

하지만 동그라미들은 네모인 저를 다르게 바라봅니다.

뒤처지거나, 도와주어야 할 대상으로 말이죠.

동그라미보다 조금 느리긴 하지만 새롭게 얻은 것들도 있답니다.
암을 통해 맘을 들여다보는 새로운 눈과 마음을 말입니다.

○과 □은 암 경험자들의 맘을 어루만지고자 하는
아미북스의 새로운 '눈'과 '마음'입니다

암			이
탄	생	시	킨
새		로	운
단		어	들

세 번째 이야기

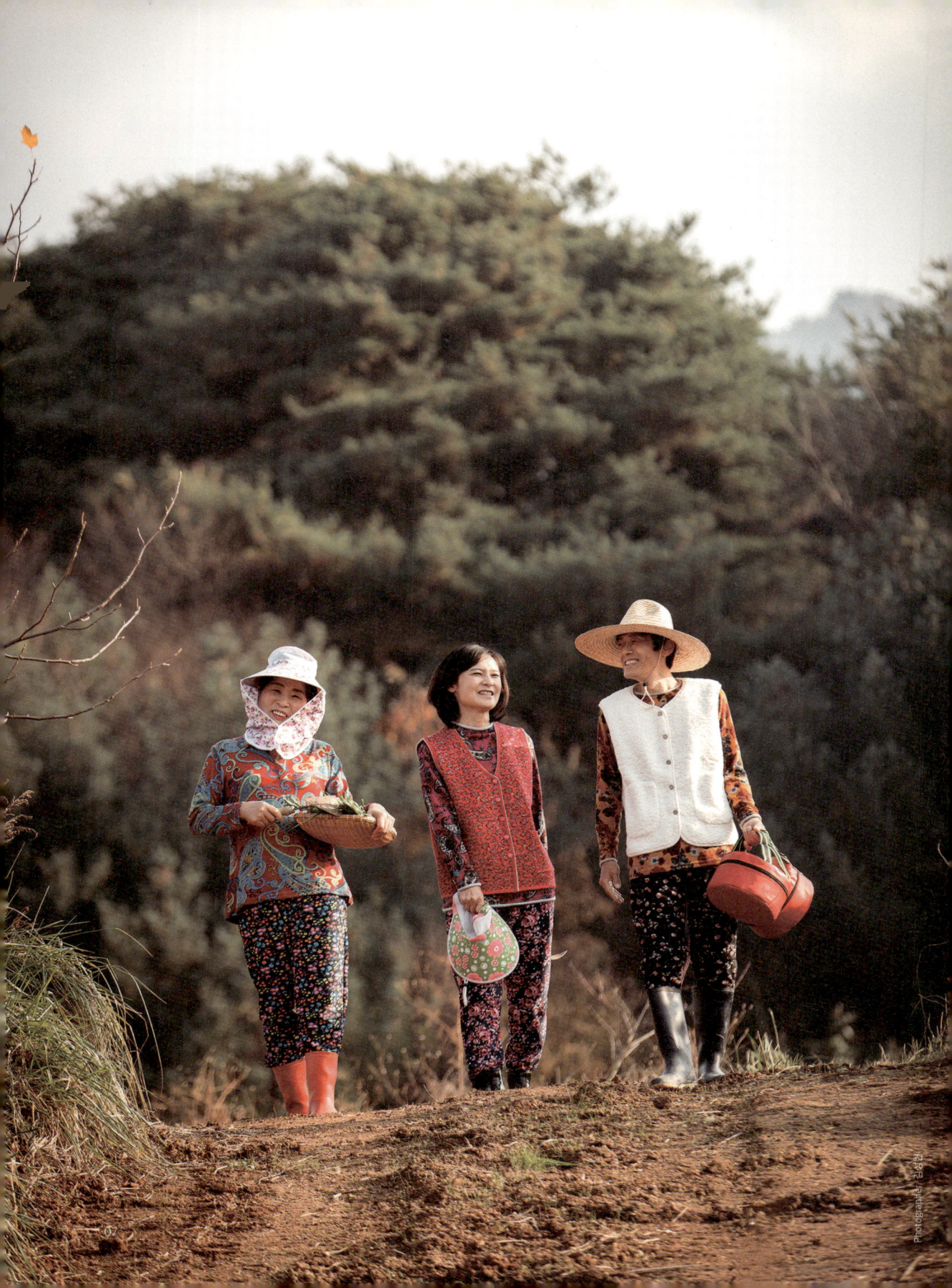

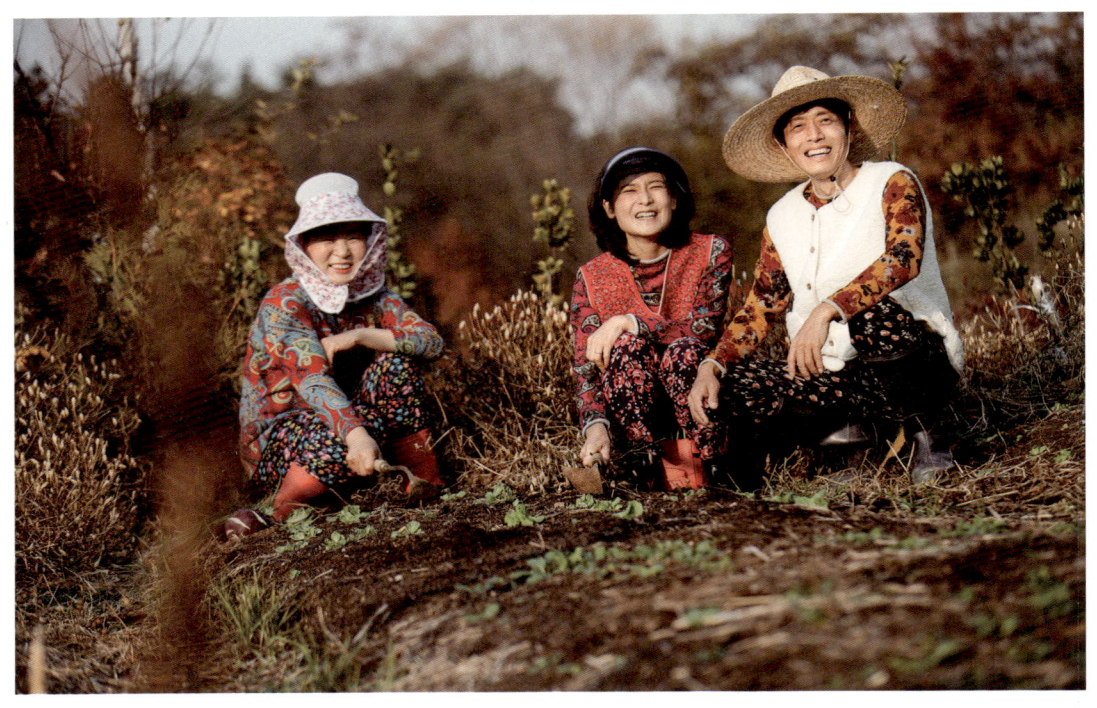

『암밍아웃』습관 편은
가평 솔님의 안식처, 장수 파파실언덕, 보령 안온재 등 전국을 누비며 촬영을 하였습니다.
사진 속 어디에나 텃밭이 있고, 쉼이 있고, 따사로운 햇살이 있고, 생명력이 있습니다.

그 한가운데에서 우리는 삶의 충만함을 느꼈습니다. 햇살, 바람, 초록빛 대지와 끝없이 펼쳐진
푸른 하늘이 조화롭게 공존하는 자연이 바로 생명의 근원이고 목적임을 깨달을 수 있었습니다.
그래서 이번 우리의 촬영 여행은 생명력 가득한 치유 여행과 다름없었습니다.

'암' 이전에 우리들은 열심히 살았습니다. 주어진 일에 최선을 다했습니다. '암' 이후에도 여전히
열심히 살아가고 있습니다. 다만, 삶을 대하고 바라보는 태도가 달라졌습니다.
'주어진 일'이 아닌 내가 '선택한 일'을 열심히, 그냥 '열심히'가 아니라 내 '마음'과 '몸'의 소리에
귀 기울이며 '차근차근' 나아가는 것으로 바뀌었습니다. 그런 하루하루가 쌓여 좋은 습관이
되었습니다.

『암밍아웃-습관편』은 '우리는 암을 겪으면서 이미 한가지씩 좋은 습관이 생겼고
그것들을 공유한다면 더 많은 좋은 습관이 생기겠다'라는 희망과 믿음에서 시작되었습니다.
세 아미들은 각자의 습관을 공유하여 암 환우 모두가 좋은 습관으로 건강하게 살기를
바라는 마음으로 '암밍아웃' 세 번째 책의 주인공이 되었습니다.

습관의 습(習)은 새(羽)가 백 번(白)의 날갯짓을 한다는 의미를 담고 있다고 합니다.
백 번을 반복할 때 그제야 우리 몸은 그 행동을 익히게 됩니다.
그래서 좋은 습관은 꾸준한 노력이 필요하고 나를 바꾸는 의지와 결단이 필요합니다.
하루, 이틀, 사흘, 나흘을 넘어 꼬박 백일을 채울 때까지 쉬지 않고 반복하면 좋은 습관은
나의 것이 됩니다. 나의 것이 된 좋은 습관은 내 삶을 좋은 방향으로 나아가게 합니다.

암 환우 모두가 건강하길 바라는 마음으로 준비했습니다. 세 아미들의 좋은 습관을
들여다보며 '나에게는 어떤 좋은 습관이 맞을까?' 돌아보고 살펴 자기에게 맞는
좋은 습관을 찾아 나를 바꾸는 날갯짓을 시도해 보시길 바랍니다.
스스로를 바꾸는 날갯짓이 처음엔 힘겹게 느껴지더라도 백 번, 백 일을 반복하다 보면,
어느새 늘 염원하던 좋은 삶을 향해 더 가까이 날아오르고 있는 자신을 발견하게 될 것입니다.

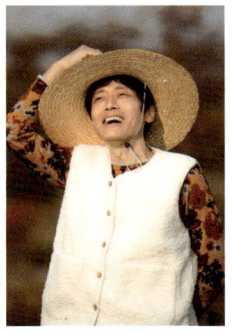 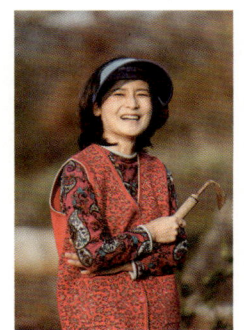 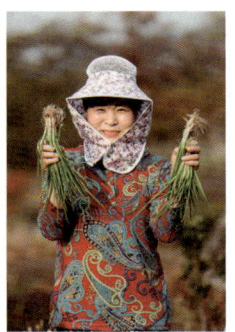

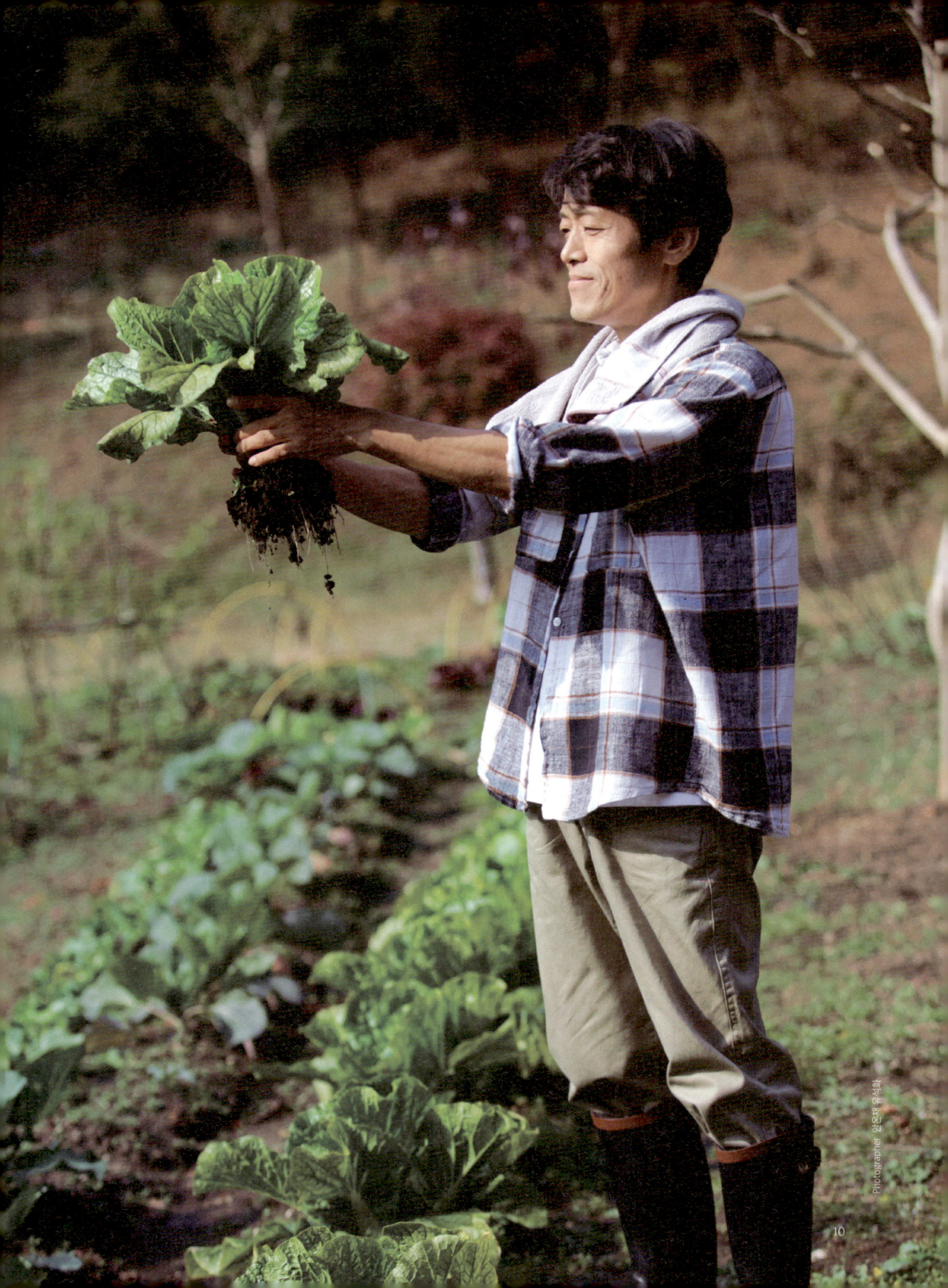

그의 과거

- 진단명 :
  직장암 3기 → 재발, 골반뼈 전이
- 수술 일자 :
  2018년 3월 - 직장암 제거 수술
  2018년 9월 - 장루 복원 수술
  2019년 6월 - 장 협착 및 천공 수술
- 치료 과정 :
  세 번의 수술
  12차 항암치료
  방사선 21회

그의 현재

장 천공 수술이 실패하여 약간의 누수(?)가 있어 생활에 불편함이 있음. 마지막 수술 이후 3년 가까이 표준 항암치료는 물론 진단 검사도 받지 않고 자연과 더불어 몸과 마음을 수련하며 치유 중임.

그의 미래

깊은 명상과 '내어맡김'으로 자연 속에서 몸과 마음의 건강성을 항상 유지함.
'전문 코치'로서 동병상련 환우들의 치유를 도와가며 더불어 살아가고자 함.

자유로운 두 번째 삶을 시작하는 아미,
조 종 욱

시골살이

시골살이 사전적 뜻 : 시골에 기거하며 사는 생활, 전원생활.

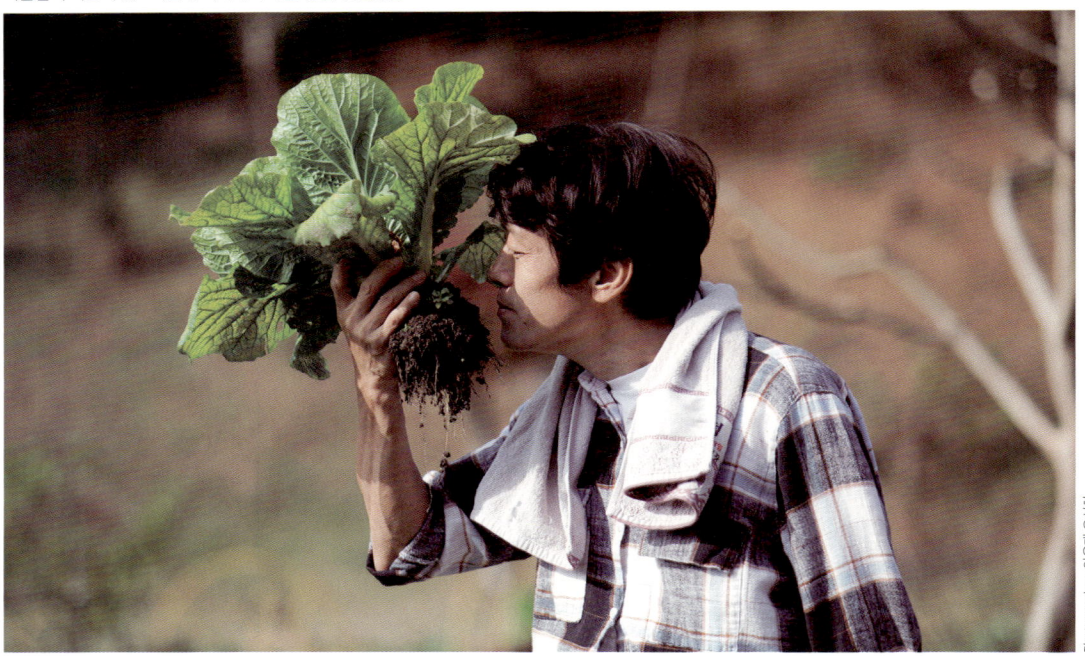

오래된 꿈, 오래된 미래

기독교의 가르침과 교회 생활의 경험 때문일까?
어린 시절 뛰어놀던 시골 외가댁의 정겨움 때문일까?
대학시절의 농촌 봉사활동 때문이었을까?

서울에서 나고 자란 나는 일찍이 20대 때부터 시골생활을 동경했었다.
만성적이고 집단적인 현대병, 우울증, 조급증에 빠진 도시보다
자연을 벗 삼아 사는 게 좋아보였고 이웃 간의 정이 살아있는 공동체가
푸근하게 느껴졌다.

그러나 현실은 늘 바쁜 일상의 연속이었으며
치열한 경쟁의 한복판에서 벗어날 길이 없이 흘러갔다.
그런 나에게 암은 스스로 벗어나기 어려웠던 무한경쟁의 궤도에서 내려오게
해주었고, 이제는 누구도 나에게 무엇을 기대하거나 강요하지 않기에
자유로이 두 번째 삶을 설계해 가고 있다.

지금 내 집은 산 좋고 물 좋기로 유명한 양평의 북한강 부근이다.
앞으로는 탁 트인 산골 풍광이 펼쳐지고 뒤로는 산언덕이 받치고 있다.
넓은 마당과 원하는 만큼의 텃밭이 있고, 장작으로 불을 지피는 황토방도 있다.
그리고 이웃마을의 요양병원에서 치유와 봉사를 이어가고 있다.

오래도록 꿈꾸던 시골살이를 하며
환우들과 더불어 지내고 있으니,
이는 암이 선사해 준 커다란 선물이다.

장작

장작 사전적 뜻 : 통나무를 길게 잘라 쪼갠 땔나무.

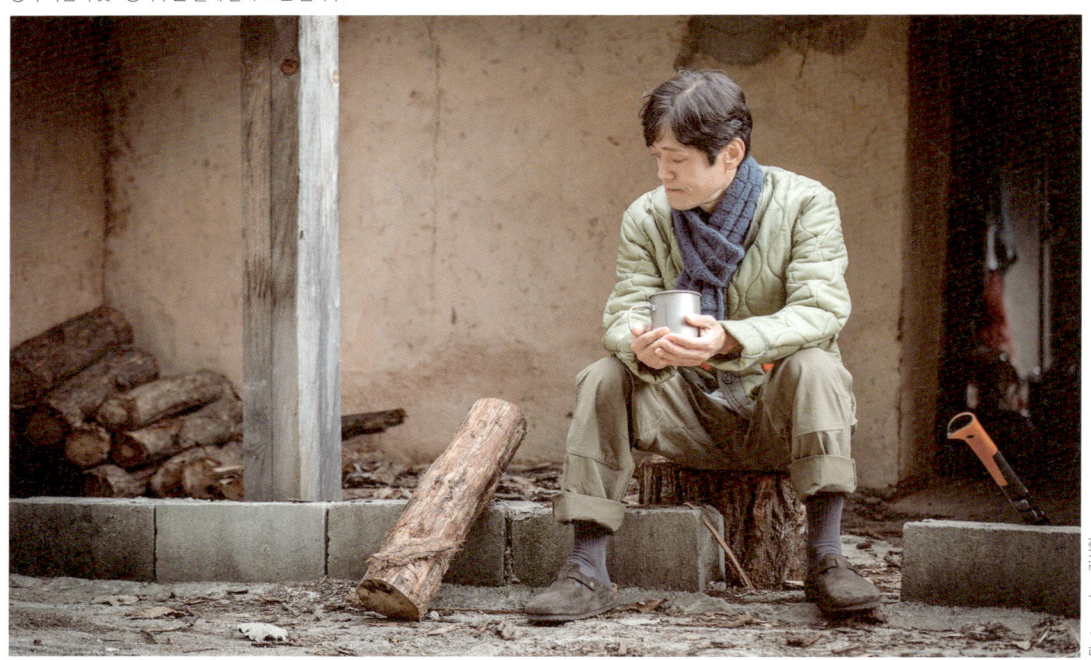

함께 어우러져 활활 타오르는 생명력

나는 평생을 서울에서 살았지만 어린 시절 방학이 되면 충청도 시골에 있는
외가댁에 자주 가고는 했다. 정겨운 닭장과 외양간, 돼지우리, 염소우리가 있어
사람과 가축이 한 울타리에 살다시피 했었다.

사촌 형이 지게질로 해온 땔나무들은 커다란 부엌 한켠에 산처럼 쌓여 있었고

'타다닥~~ 타닥~~'

시끄럽게 타들어 가며 구들장을 덥혔다. 외숙모는 그 불길의 도움으로
가마솥의 음식들을 익혀 저녁식사를 준비했고, 우리는 밤이나 고구마를 구워먹으며
아궁이를 놀이터로 만들어 버렸다.

그 시절 추억 때문인지, 구성진 노래말과 가락 때문인지,
20대의 나는 '장작불'이라는 노래를 유난히 좋아했었다.
환우들의 노래모임에서도 이 곡을 함께 부르며 마지막 구절의 '쇳덩이'를
'암덩이'로 바꿔 부르기도 했다.

나는 지금 산골 황토집에 살고 있고, 방 한 칸은 장작불을 지피는 구들방이기에
날마다 장작을 다룬다. 장작을 적당한 크기로 만들어야 하니 틈만 나면 톱질과
도끼질을 하는데 이렇게 흘리는 건강한 땀방울이 나의 생명력을 하나하나
깨어나게 한다. 도끼질에 나무가 '쩍~!' 하고 쪼개지는 재미와 쾌감 또한
내 흥미를 한껏 상승시켜 자꾸만 도끼를 손에 잡게 한다.

어린 시절 금기시 되던 불장난이 이제 생활이 되었고, 장작불은 활활 타오르는
기개를 뽐내며 뜨끈한 열기로 아궁이 앞의 내 몸을 뜨겁게 해준다.
그리고 아랫목부터 서서히 방바닥을 덥혀오며 오늘 밤도 따뜻한 잠자리를 만들어 준다.

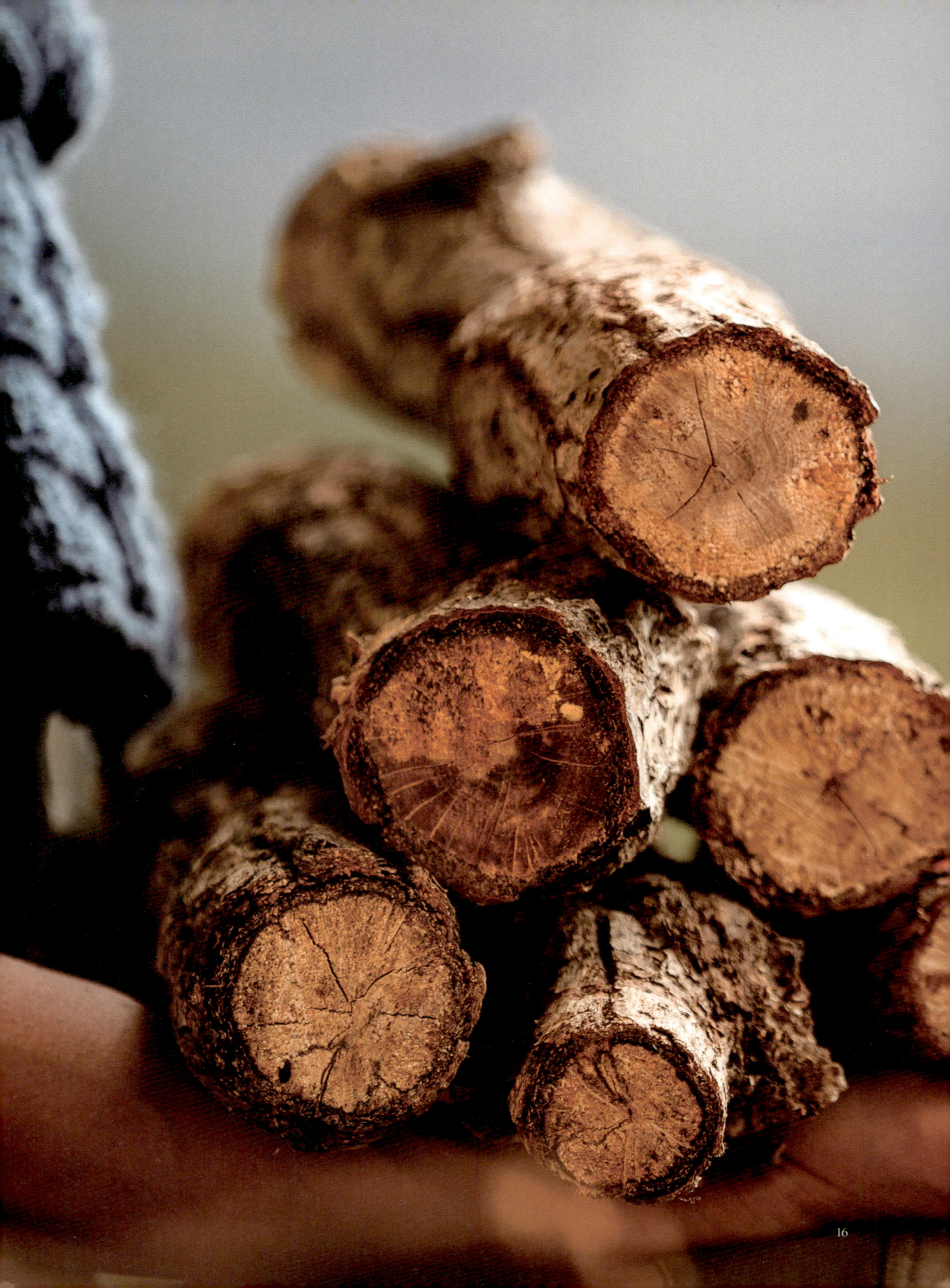

장작불

우리가 산다는 건 장작불 같은 거야
먼저 불 탄 토막은 불씨가 되고
빨리 불붙은 장작은 밑불이 되고
늦게 붙은 놈은 마른 놈 곁에
젖은 놈은 나중에 던져져
마침내 활활 타는 장작불 같은 거야

우리가 산다는 건 장작불 같은 거야
장작 몇 개로는 불꽃을 만들지 못해
여러 놈이 엉겨 붙지 않으면
절대 불꽃을 피우지 못해
몸을 맞대어야 세게 타오르지
마침내 활활 타올라 쇳덩이를 녹이지

- 민중가요 〈장작불〉 중에서

엄니

엄니 사전적 뜻 : 어머니의 방언.

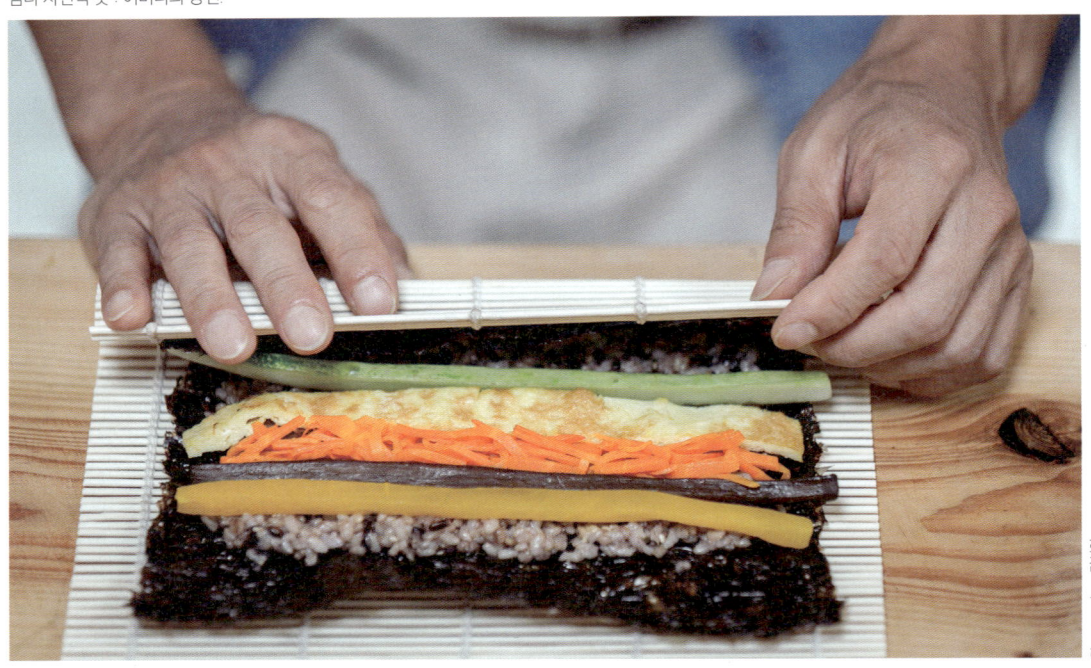

내가 가장 존경하고 사랑하는 이

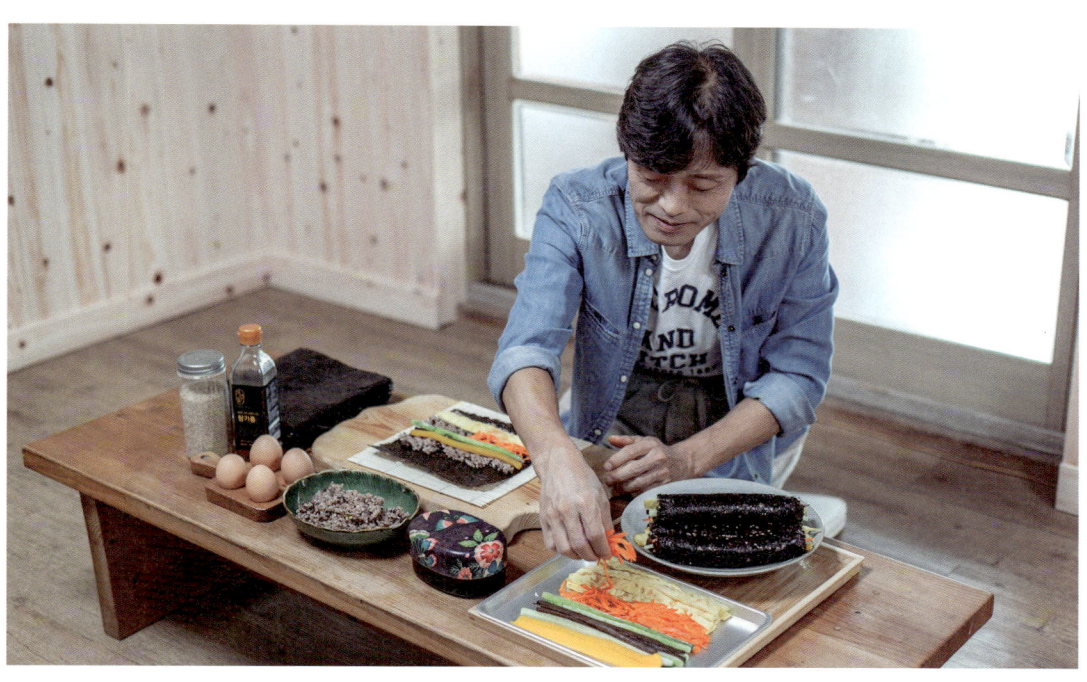

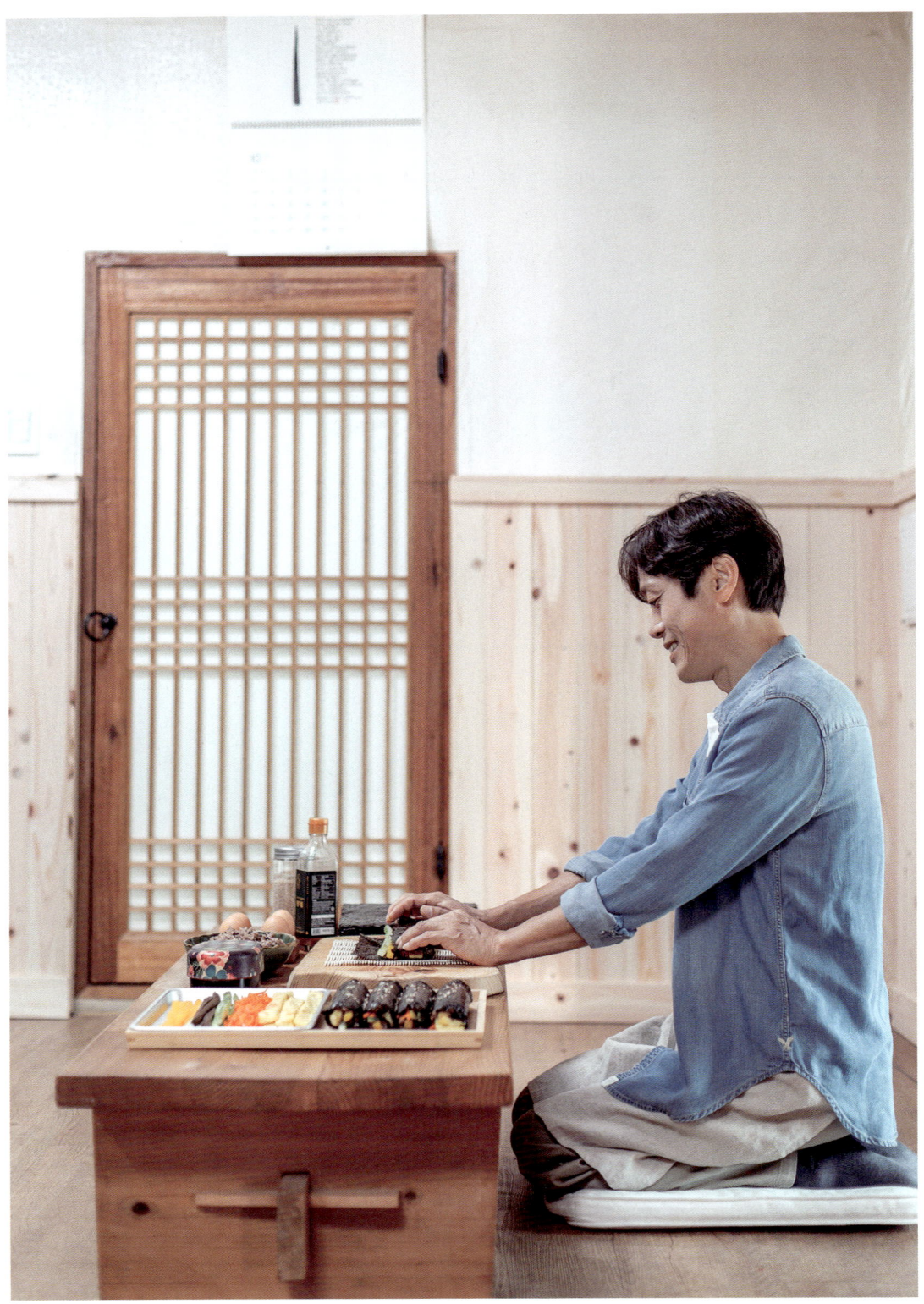

기억도 희미한 우리 아버지는 암으로 일찍 세상을 떠나셨다.
내 나이 아홉 살, 어머니 나이 마흔 즈음에.

아버지께서 2년여 투병 생활을 하고 큰 수술을 몇 차례 거치면서 평범하던 우리 집은
가세가 많이 기울었던 것 같다. 중학교 3학년부터 초등학교 2학년까지 줄줄이
4명의 자식들을 지켜야 하는 어머니에게는 초능력이 필요했을지도 모른다.

생전 처음 취직이라는 걸 하신 어머니는 아침 8시 출근, 밤 10시 퇴근하는 생활을 이어가며
억척같이 우리들을 키워내셨다. 주무시는 시간을 줄이고 줄여야 집안 살림을 해내고
4남매의 산더미 같은 도시락을 따끈하게 싸주실 수 있었다. 소풍을 위해 김밥을 싸거나,
김장을 하는 날들은 밤을 꼬박 새우다시피 하셨을 게다.
4남매의 소풍은 1년에 여덟 번.
그렇게 10년도 안 되는 동안에 여러 가지 병을 얻고서야 일을 그만두셨다.

초등학교 4학년 즈음 어느 날,
엄마가 돌아가시는 꿈을 꾸고는 이불 속을 나오지 못하고 펑펑 울었던 적이 있었다.
그날도 엄마는 부엌에서 바쁜 아침을 보내고 있었고, 내가 아무리 큰소리로 오랫동안 울어도
엄마는 부엌을 떠나지 못하고 멀찍이서 목소리로만 나를 달래주셨다. 돌아가실 때까지도
엄마는 내가 그날 왜 그렇게 울었는지 모르셨을 것이다. 그렇게 나는 조금 일찍 철들어 갔다.

어릴 때부터 장가가기 전까지는 '엄마'라고 불렀지만 결혼과 함께 '어머니'라고 부르리라
결심했었다. 그런데 그 말이 왜 그리 어색하던지 나는 '어머니'보다는 좀 덜 어색한
충청도 사투리로 '엄니'라고 부르는 게 편해져서 내내 '엄니'라고 불렀다.

암에 걸리고 시한부 판정을 받고 나니 돌아가신지 10년이나 되신 엄니가 사무치게 그리웠다.
그럴 때면 펑펑 눈물을 쏟으며 엄니를 목 놓아 불렀고 한바탕 울고 나면
몸도 마음도 한결 가벼워지곤 했다. 엄니는 그렇게 지금도 막내를 지켜주고 계신다.

나는 누군가 가장 존경하는 사람을 물어오면 서슴없이 어머니라고 대답한다.
그런데 그런 엄니께 한 번도 사랑한다는 말을 못해봤다. 지난 봄 용기를 내어
엄니 누워계신 곳에 가서 난생 처음으로 사랑한다는 말을 소리 내어 해드렸다.
"사랑해요. 사랑해요. 사랑해요…"
그리고 생전에 좋아하시던 노래 '미아리 고개'를 부르고 또 불러 드렸다.

패러글라이딩

패러글라이딩 사전적 뜻 : 패러글라이더를 메고 높은 산의 절벽 등에서 뛰어내려 활공을 즐기는 스포츠.

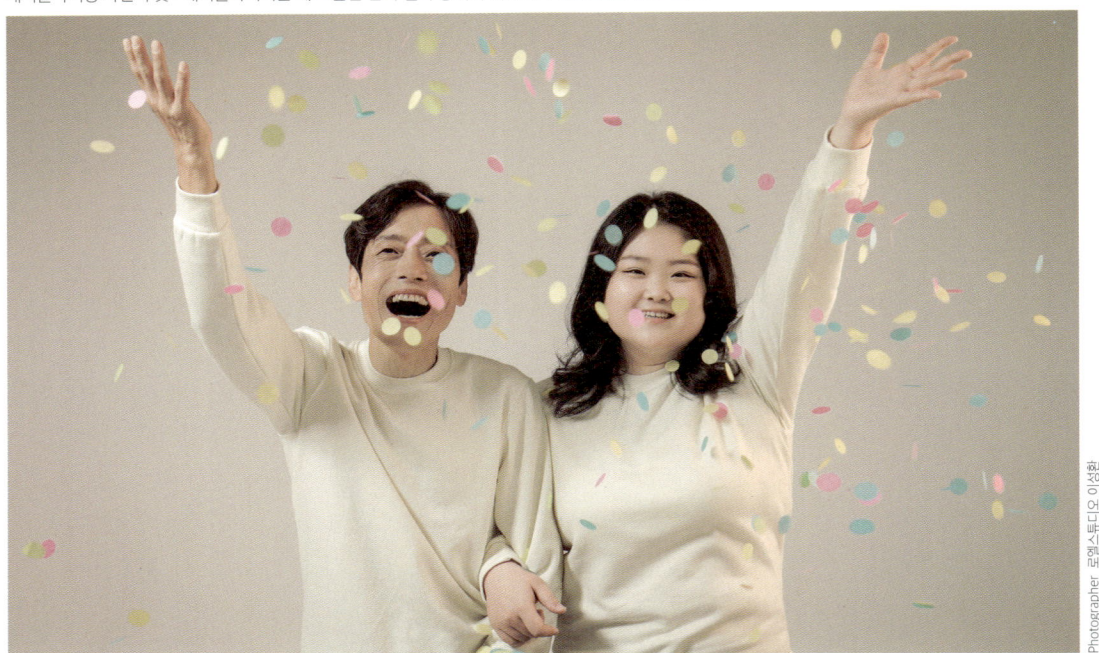

Photographer 로엘스튜디오 이성환

두 번째 인생의 새로운 도전

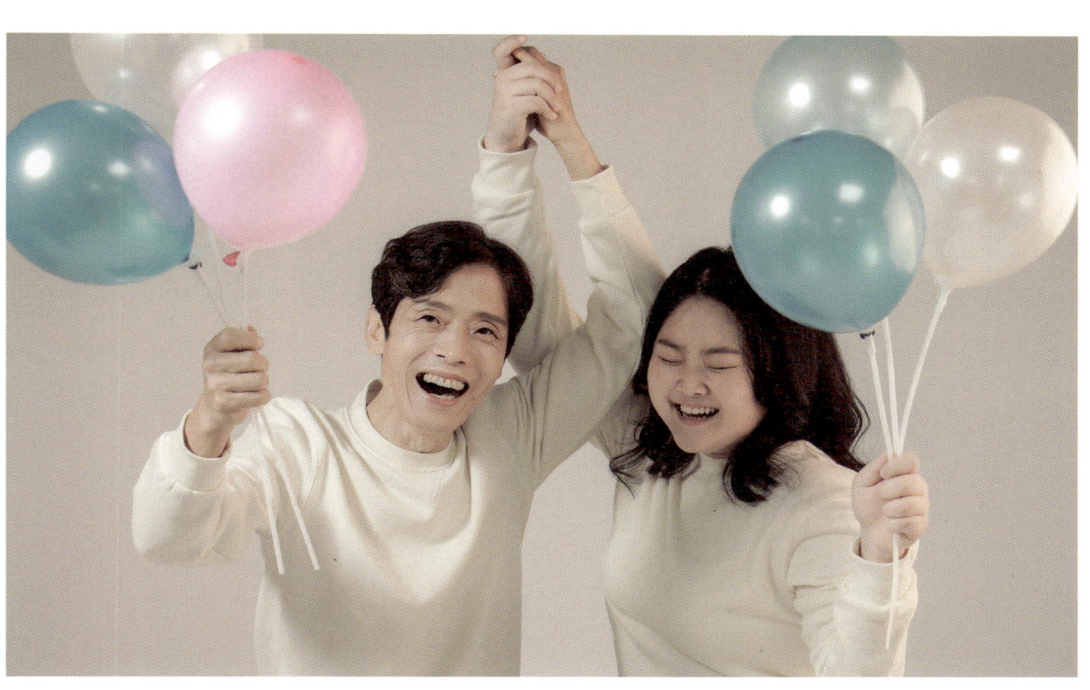

광복절
1945년 8월 15일은 대한민국이 일제 치하에서 해방된 날,
2021년 8월 15일은 내 두 발이 땅으로부터 해방되어 맨몸으로 하늘을 날던 날.

예전부터 해보고 싶은 것 중에 하나였다.
웨이크보드, 스킨스쿠버, 번지점프 등과 함께.
그러나 바쁘게만 살아온 나에게 삶은 그렇게 여유롭지 못했고 마땅히 경험해볼 만한 계기도 없었다.

건강이 많이 좋아지면서 새로운 도전에 대한 욕구가 커져갔다.
나를 위한 여행을 계획하고 몇 차례 실행에 옮긴 것도 그 일환이다.
지금 나에게는 시간도 여유도 많고, 용기도 충분하다.

어느 날 문득 하늘을 날고 싶다는 생각이 들었고 고등학생인 딸에게 패러글라이딩을 하자고 제안했다.
마침 자기도 하고 싶었다는 딸아이. 나를 많이 닮아 있으면서 나보다 훨씬 자유롭게 커가고 있는 아이다.

한때 통증이 심해서 지팡이를 짚고서야 겨우 걸음을 옮기던 아빠의 모습이 딸아이에게는
큰 충격이었을 것이다. 그런 나에게 걱정과 응원을 담은 손편지를 써주며 내게 삶의 의지와 용기를
북돋아 주던 녀석이다.
통증이 너무나 심했던 어느 날은 그 편지를 보면서 울고 또 울었다. 못난 아빠가 미안해서.
여전히 내 허리를 걱정하는 아이에게 이제는 이만큼 건강해진 모습을 보여주고 싶기도 했다.

내가 있는 양평에서 그리 멀지않은 유명산 활공장은
해발 864m 고지에 위치한 국내 최고 고도, 최장 거리의 활공장이다.
비행시간은 15분 정도.
생각했던 것보다 훨씬 경이롭고 시원했으며
가슴이 탁 트이는 자유로움을 만끽했다.

어느 강사님의 말처럼 이거 중독성이 꽤나 있어 보인다.
딸아이도 나도 다시 오게 될 것 같다는 의미심장한 눈빛을 나눈다.

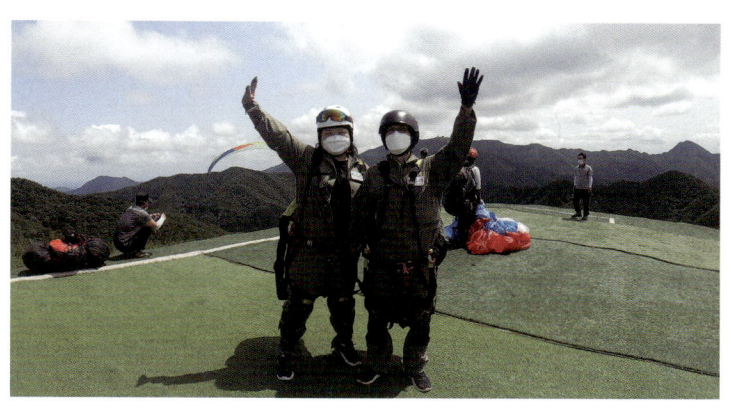

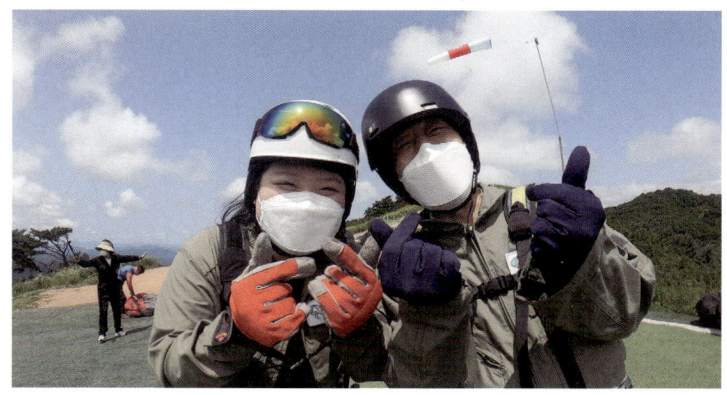

고
요
함

고요함 사전적 뜻 : 고요하다의 명사형. 잠잠하고 조용함.

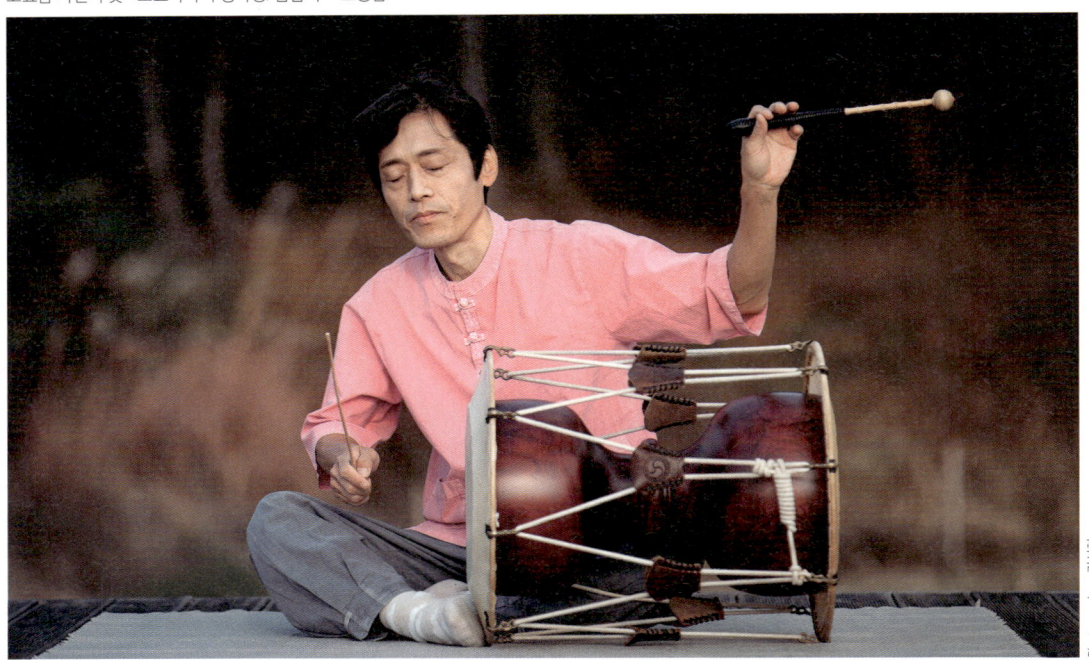

마음 치유의 근본

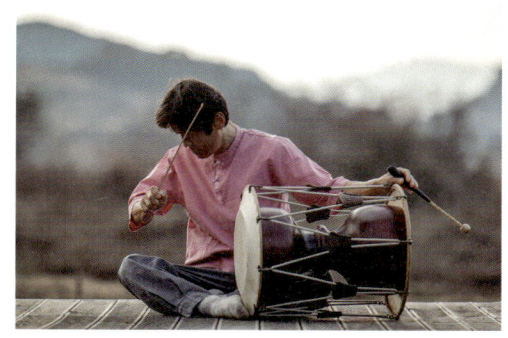

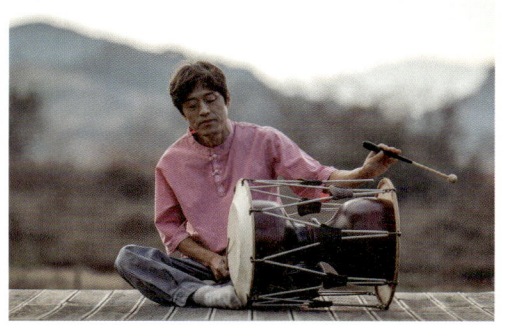

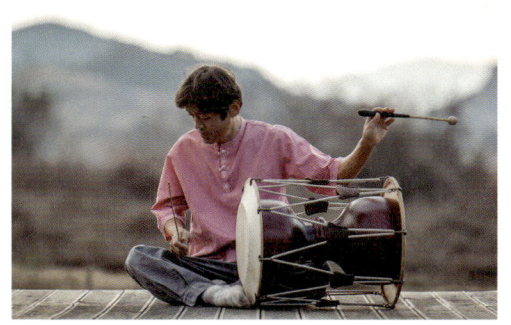

"명상은 방법론이 아니라
삶의 태도이고 자세다."

- 이재형 (『암 습관을 바꾸면 반드시 낫는다』의 저자, 한의사)

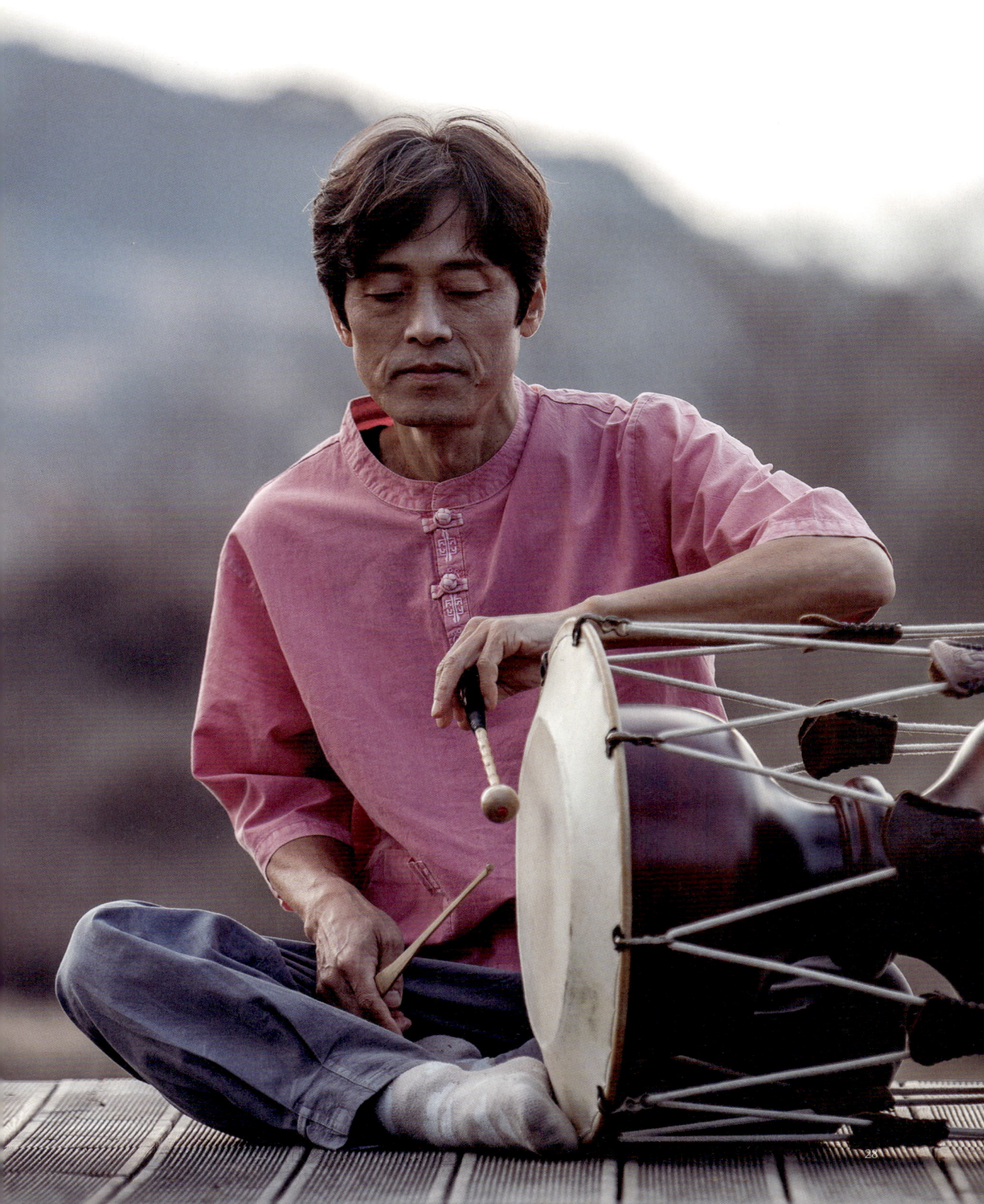

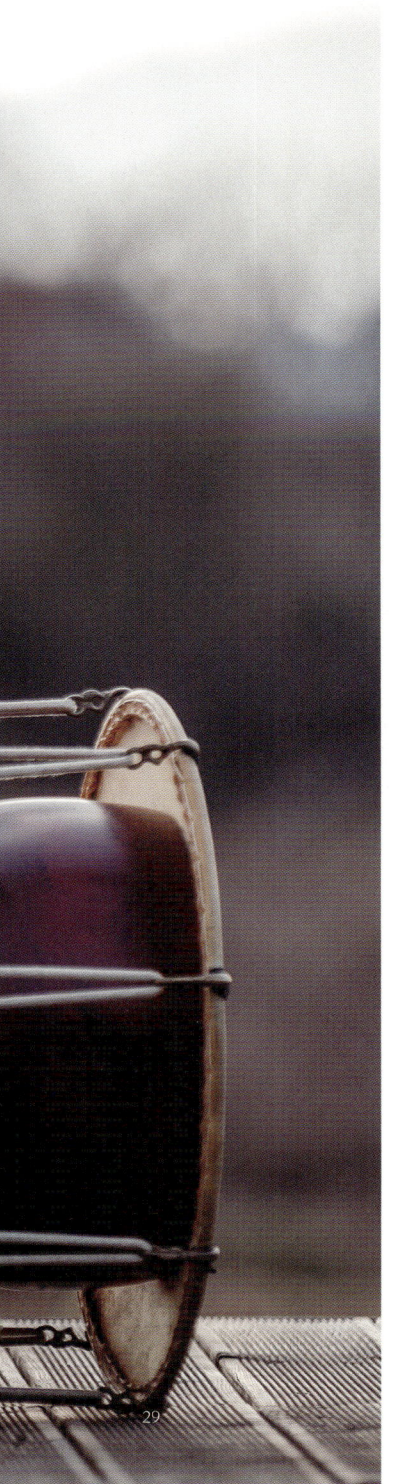

'암 진단', '시한부 선고'가 폭풍처럼 휩쓸고 지나간다.

견디기 힘든 통증이 몸 구석구석을 휘감으며 집요하게 고문한다.

꺼이꺼이 서글픈 울음이 올라오기도 하고,
고래고래 소리를 지르며 가슴을 털어내기도 하고,
한 번도 해본 적 없는 격렬한 막춤을 추어대고,
소리 내어 크게 웃어보기도 하고,
'덩기덕 쿵덕!' 장구를 두들기기도 하며
시나브로 아픈 몸의 건강을 되찾아 간다.

이제 더 깊은 치유와 성장을 위해
나를 차분히 만나는 고요함을 향해 나아간다.

그것은 방음벽 속에 있는 무음 상태가 아니다.

들판의 풀벌레 소리,
아침을 깨우는 새들의 노래 소리,
여름 산을 수놓는 매미 소리,
저녁이면 짖어대는 아랫집의 멍멍이 소리,
만나고 헤어지는 사람들의 숨소리.

이 모든 것들과 스스로 그러하듯이 자연스럽게 소통하는 것.
나를 비우고 모든 것을 수용하는 것.

장구를 두드리는 고요함,
텃밭을 경작하는 고요함,
도끼를 휘두르는 고요함,
상대의 내면에 함께하는 고요함,
그리고 나를 만나는 고요함.

소나무

소나무 사전적 뜻 : 소나뭇과 소나무속에 속하는 식물을 통틀어 이르는 말.

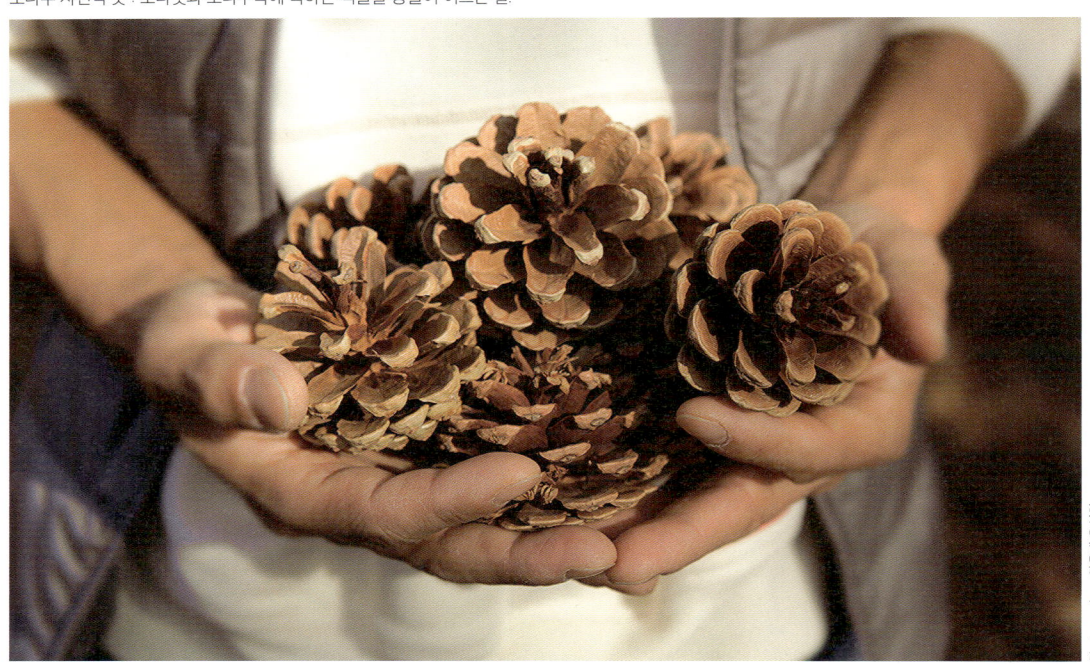

반짝반짝 빛나는 청춘의 그 이름

"한 그루 나무가 되라고 한다면
　나는 산봉우리 낙락장송보다 수많은 나무들이 합창하는
　숲속에 서고 싶습니다."

- 신영복 선생님 글 중에서

반짝반짝 빛나던 스무 살에 친구들이 지어준 별칭. 소나무 '솔'
그때부터 지금까지 '솔'이라고 부르는 친구들이 꽤나 있다.

요양병원에서 교육 중에 닉네임을 만들라고 했을 때
난 주저없이 '솔'이라고 했고,
그렇게 불러주는 사람들이 꽤나 많이 생겼다.

30여 년 긴 시간을 지나온 나는
스무 살 시절과 많이도 닮아 있다.

무거웠던 짐을 내려놓고 자유를 누리며
자신감과 열정으로 펼쳐질 미래를 꿈꾼다.
내가 바라는 삶, 내가 행복한 삶을 깊이 탐색하며
하고 싶은 일은 하고, 하기 싫은 일은 하지 않는다.
산 좋고, 물 좋고, 공기 좋은 자연 속의 삶을 바라본다.

"솔아 솔아 푸르른 솔아
샛바람에 떨지 마라"

나는 3년 가까이 대형병원의 항암치료와 진단 검사를
하지 않고 있다.
자연과 함께하는 호흡과 생명력이 나를 건강하게 만들고 있고,
자연에서 나온 음식들이 내 몸을 힘껏 북돋아주고 있으며
명상과 심신통합 코칭이 내 마음을 날마다 치유하고 있다.

이제 방향을 잡았으니 샛바람에 흔들리지 않고 나아가려 한다.

미니멀 라이프

미니멀 라이프 사전적 뜻 : 삶에 필요한 최소한의 물건만 갖추고 사는 생활방식.

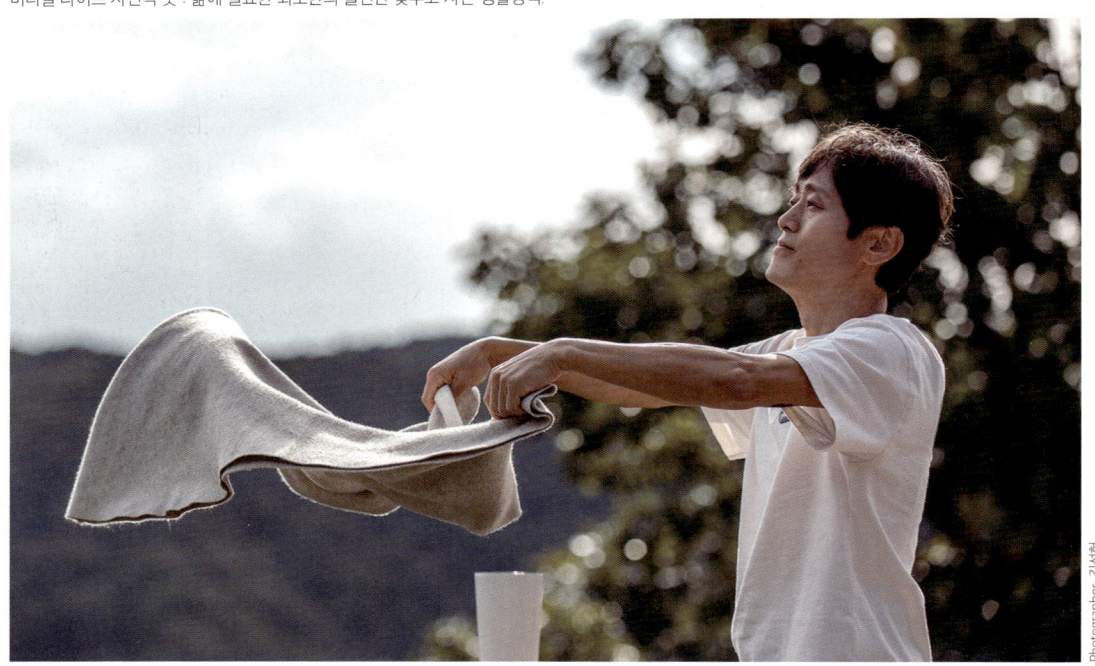

Photographer 김성헌

가지지 않고 버리지 않기

우리 부모님 세대가 대부분 그렇듯이 나도 물건을 쉽게 버리지 못하고
쌓아두는 저장습관이 있었던 것 같다.
아마도 물자부족 시절을 살아온 시대의 반영이기도 할 게다.
지금도 '기능이 다하지 않은 것은 버리지 않는다'는 생각을 가지고 있으니
옛날 사람인가?

그러나 서울을 떠나 홀로 시골생활, 치유생활을 하면서는 최소한의 생필품만
가져도 충분하다. 법정스님의 무소유에 비할 수 없으나 적게 가지는 것의
편리함과 혹은 그 불편함에서 오는 소박한 만족을 맛보고 있다.

넘쳐나는 대량 생산, 대량 소비의 시대에
조금은 느리고 불편하게 살기로 결심한다.
나를 위해, 자연을 위해, 지구를 위해, 내 딸을 위해.

명상은 머리를 비우는 것이고,
수용은 마음을 비우는 것이다.
비우는 것이 채우는 것보다 아름답다.
오만 가지 생각, 기준, 형식, 의무감들을 내려놓고
가벼워지고자 한다.

코
칭

코칭 사전적 뜻 : 인재개발 기법의 하나로써, 코치와 고객이 파트너를 이루어 스스로 목표를 설정하고 효과적으로 달성하며 성장할 수 있도록 지원하는 과정.

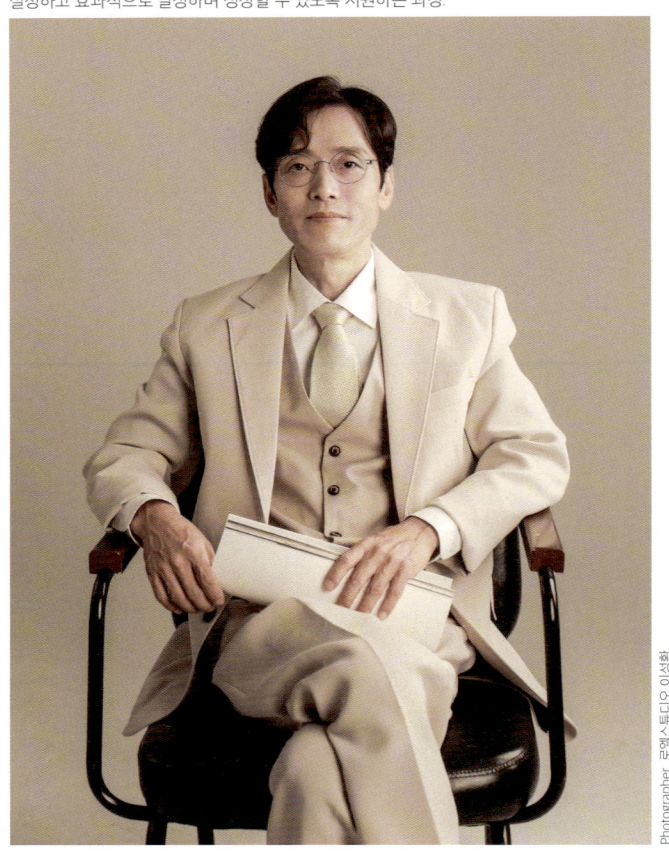

Photographer 모엘스튜디오 이성환

내면으로의 여행, 강력한 항암제

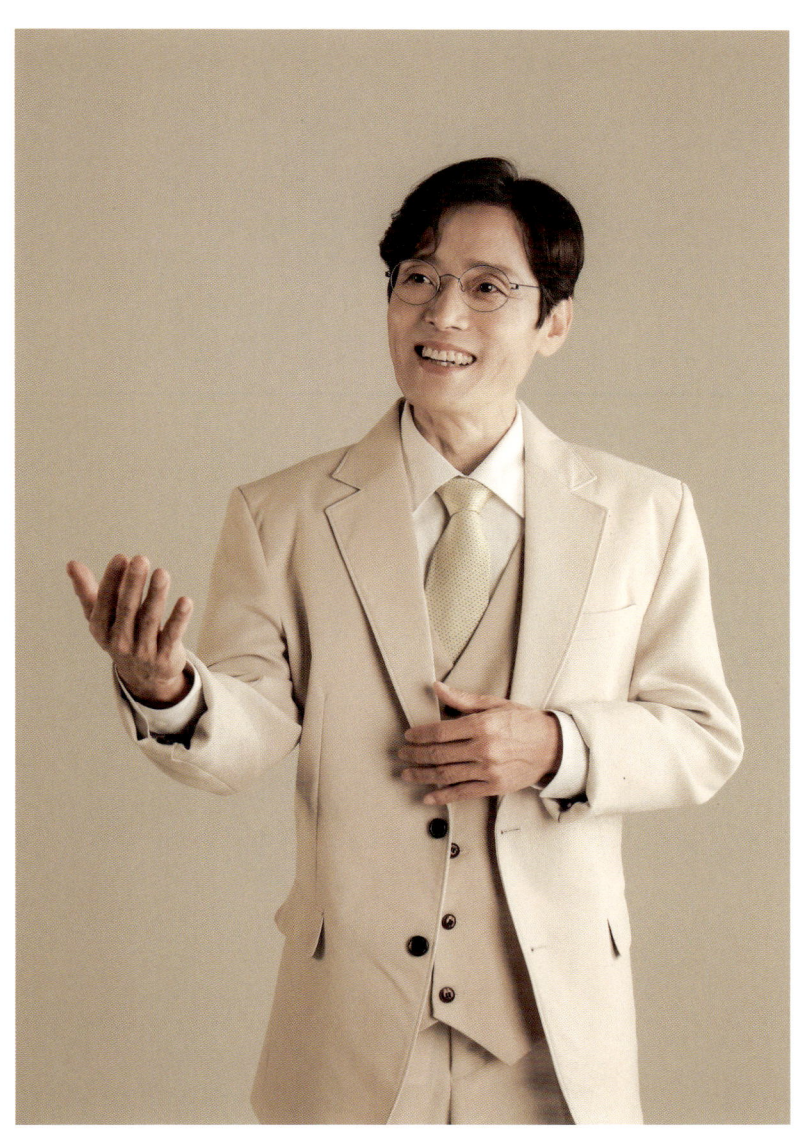

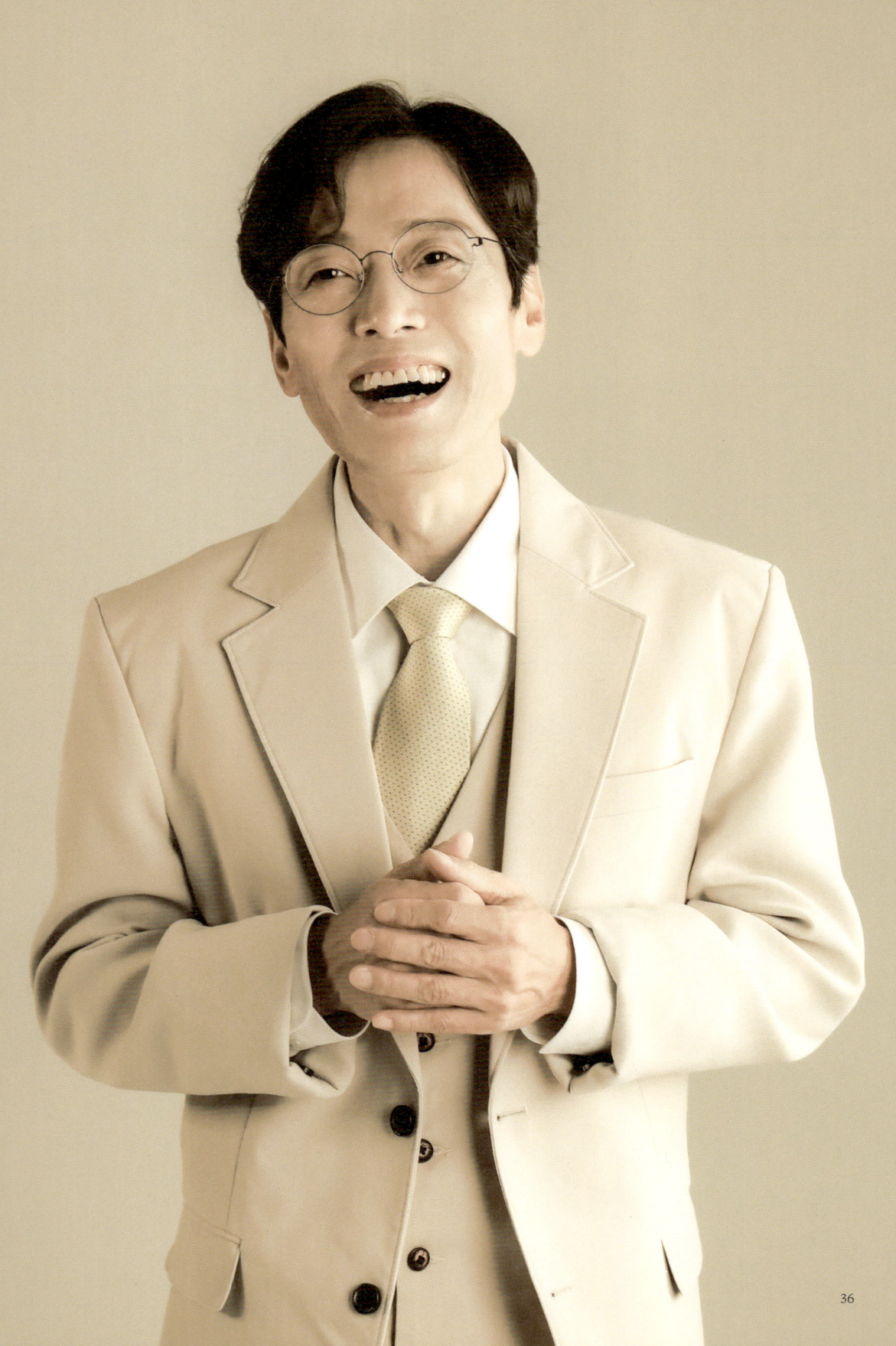

'모든 사람은 무한한 가능성이 있다.'
는 철학에서 출발하는 코칭(Coaching)은 독특한 심리상담 기법 중 하나이다.

전문 코치도 무엇을 가르치거나 설명하지 않는다.
그저 상대방의 얘기를 들어주며 함께 존재할 뿐이다.

한 시간 남짓, 자유롭게 자기 얘기를 한다는 것은 참으로 신나는 일이다.
우리의 일상에서 그런 경험이 거의 없으니.

한 시간 남짓, 상대방의 얘기를 오롯이 경청한다는 것 또한 참으로 흥미로운 일이다.
우리의 일상에서 그런 경험이 거의 없으니.

그렇게 고객은 자신의 내면을 여행하고, 코치는 그 여행을 함께하며 응원해 준다.
그러다가 '아하!' 하는 깨달음과 마주한다.
생각의 변화, 마음가짐의 변화만으로도 우리는 참 많은 것을 바꿀 수 있는 '무한한 가능성'임을 말이다.

나를 가장 잘 아는 최고의 전문가는 바로 자기 자신이니
필요한 해답은 그 사람 안에 있다.

때로는 삶과 죽음을 논하면서 눈물 바람을 하기도 하고,
사소한 갈등과 스트레스를 얘기하며 날려버리기도 한다.
어렵게 보이던 실마리가 새로운 관점으로 바라보면 쉽게 풀리기도 하고,
커다랗던 문제들도 꺼내놓고 들여다보면 쪼개져서 작아지곤 한다.

심신통합 코칭을 배우게 된 것은 내 치유생활의 일대 전환이 되었고, 이제는 최고의 항암제이자
명약이 되었다. 어느덧 KAC(Korea Associate Coach) 자격을 획득해 인증코치로서 환우들을 위해
활동하고 있기도 하다. 운전면허를 제외하면 내 인생 첫 자격증이다!

내게 주어진 제2의 인생은
나의 치유와 성장을 위해
환우들의 치유와 성장을 위해
더불어 함께 살아갈 것이다.

된장

된장 사전적 뜻 : 간장이나 소금물에 메주를 띄워서 만드는 우리나라 고유의 장.

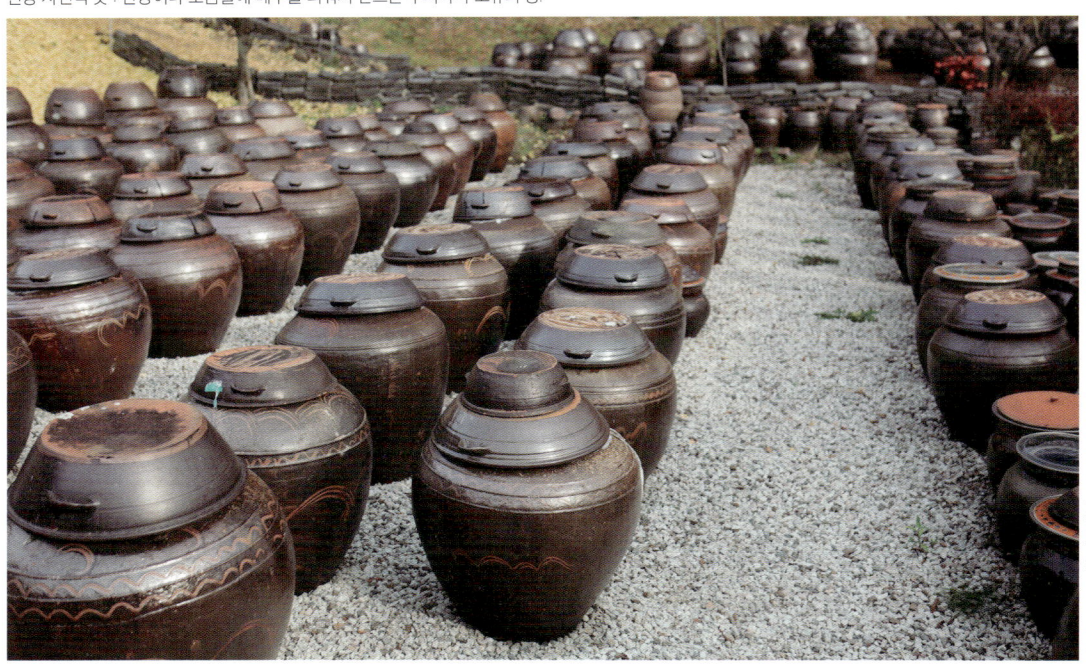

선조들의 지혜가 녹아있는 최고의 치유 음식

예부터 선조들은 정월대보름이 되면 집집마다
오곡밥과 10가지 나물을 해먹으며 한 해의
건강과 행운을 기원했는데, 여러 집의 음식을
나누어 먹어야 더욱 좋다고 믿으며 이웃들과
두루 나누어 먹었다고 한다.

이때 나누고 섞이는 다양한 음식들에
여러 집의 된장, 간장들이 섞이고 그 안의
미생물이 사람들을 더욱 건강하게 만든다는 것을
음식치유 공부를 통해서 비로소 알게 되었다.

우리 몸을 구성하는 세포와 장기의 건강을 위해서는
수많은 미생물과의 소통과 조화가 매우 중요하다.
특히나 미생물의 다양성이 건강의 중요한
주춧돌이 된다 하니 의도적으로 음식을 나누어 먹던
선조들의 삶의 지혜가 얼마나 과학적이었던가.

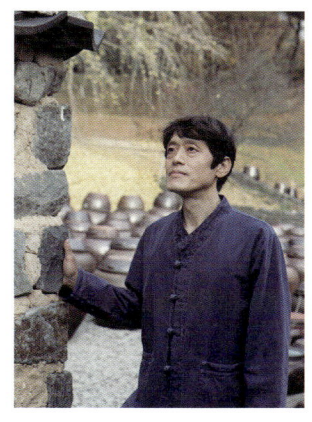

된장, 간장, 고추장 같은 장류들은 반드시
좋은 것을 구해 먹으라는 가르침에 따라 작년에는
지인들을 수소문해서 집에서 직접 담근 장류들을
얻어 먹어왔다. 덕분에 집집마다의 고유한 맛에
감탄하기도 했지만 무엇보다 여러 집의 장을 섭취하며
내 몸의 미생물이 더욱 다양하고 건강해졌으리라.

올해 봄에는 두물머리 전통장 장인에게
장담그기를 배우며 함께 내 몫도 담가 놓았다.

내 손을 거쳐 자연의 시간이 빚어낸 장을
가을에는 맛보게 될 것이다.

여름에는 한라산 약초와 항암 된장, 그리고
명상으로 말기 위암을 극복하며 22년째
제주에서 건강하게 지내고 계신 봄길 선생님을
찾아뵙고 귀한 가르침을 받기도 했다.

이제는 내가 직접 장을 담그고
나누어 먹으리라.
내가 여러 집의 장을 얻었던 것처럼
내 장을 넉넉하게 나누는 날을 그려본다.

나만의 건강 습관

108배

기독교 모태신앙으로 태어나고 자란 나는 암이 오기 전까지 불교와는 인연 없이 살아왔다. 아프고 나서 좋은 글, 좋은 말씀을 찾아 듣다 보니, 법문을 듣게 되고 어느덧 내가 불교와 마주하고 있음을 알게 됐다. 모든 존재에 열려 있는 불교의 철학적 색채가 마음에 와닿았다. 불교에서는 세상 만물이 부처다.

요양병원에서 108배를 배운 후, 매일 아침이나 저녁 꼭 한 번씩은 108배를 한다. 불교방송 유튜브를 틀어놓고 108배를 하는데 한 개의 법문이 나올 때마다 맞춰서 절을 한다. 20여 분 동안의 108배를 마치고 나면 온몸에서 땀이 뚝뚝 떨어진다.

108배는 중생의 번뇌가 108가지라는 데서 유래하며 절은 하심(下心)이라 하여 마음을 비우는 수행법 중 하나다. 나는 불교 신자가 아니니 수행이랄 것까지도 없다. 그저 그 행위 자체가 내게 주는 의미가 있다.

- **108배 하는 방법**
- 오로지 하체의 힘만으로 일어나고 앉는다.
- 두 손, 두 다리, 머리까지 오체가 온전히 땅에 닿도록 한다.
- 호흡을 내리고 단전으로 안정적으로 호흡한다.

- **108배가 내게 선사하는 것**
- 108배를 하는 그 행동 자체로 나는 나를 낮추고 내려놓는다. 신이 있다면 신에게, 혹은 우주의 섭리에 납작 엎드려 겸손해진다.
- 1배, 2배, 3배 … 거듭하며 나를 돌아보고 마음을 정화하게 된다.
- 108배를 마치면 땀이 뚝뚝 떨어진다. 하체의 힘만으로 일어나고 앉기를 반복하며 건강의 기둥인 하체의 힘이 길러지고 건강 원리인 수승화강(水昇火降)을 실천하게 된다.
- 단전으로 호흡하며 마음을 가다듬고 정화시킨다.

소리 내어 웃기

명상을 시작하면서부터 고요히 나에게 집중하고, 나를 벗어나는 일에 대해서는 내려놓고, 내어 맡기기를 실행하고 있다. 그런데 이번 『암밍아웃-습관편』을 작업하면서 만난 조진희 대표가 내 습관으로 '소리 내어 웃기'를 제안해주셨다.

나로서는 의아한 제안이었다. 그런데 내가 그렇게 소리 내어 웃는다는 걸 나만 모르고 있었다. 그제야, '그래, 내가 소리 내어 잘 웃는 편이지, 어울리기 좋아하고, 사람 좋아하니까.' 하는 생각이 새삼 들었다.

명상을 하고, 내어 맡기기를 하면서 나는 나에게나 타인에게 많이 편안해졌고, 그런 편안한 마음이 '소리 내어 웃기'로 표출되었나 보다. '웃음 치유'도 있는데 소리 내어 웃기 잘하는 내 습관도 내 몸을 살리는 '건강 습관'으로 거듭날 수 있겠다 싶어 몇 자 적어본다.

- **웃음 치료란?**

현재의 웃음 치료는 강직성 척수염에 걸린 노만 커즌스가 15분 웃으면 2시간 동안 통증이 없어진다는 사실을 발견하면서부터 널리 알려졌다. 그 후, 대학 부속병원에서 본격적으로 웃음의 의학적인 효과를 연구하였고, 이후 웃음 치료가 적극적으로 활용되었다.

- **웃음 치료의 효과**
- 환자의 통증 경감
- 일반인들의 스트레스 관리 및 정서 조절
- 의사, 환자 관계의 증진
- 상호 의사소통 증진

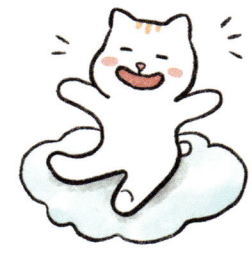

내어 맡기기 실험

마음공부를 하면서 '내려놓기', '내어 맡기기'의 개념은 알고 있었지만, 마이클 싱어의 자서전 『될 일은 된다』를 읽은 후, '내어 맡기기'는 이제까지 살아온 내 삶의 방식을 근본부터 돌아보게 했다. 나아가 나를 '내어 맡기는 삶'을 살도록 이끌었다.

첫 번째 '내어 맡기기 실험'은 내가 있던 요양병원 치유 영상 인터뷰였다. 예전 같으면 인터뷰 기본 줄기를 정하고, 키워드를 뽑아서 꼼꼼히 준비했겠지만 그때는 '너무 애쓰거나 고민하지 말고 그냥 편안하게 있는 그대로를 말해봐야지.'라고 마음먹었다. 인터뷰는 대성공이었다. 편집하시는 분도 편집할 부분이 없다며 인터뷰한 그대로 가자고 하셨다. 무엇보다 내가 인터뷰하는 모든 과정을 편안하게 받아들이고 즐겁게 임했다는 게 놀랍고 기뻤다.

그 후로도 '내어 맡기기 실험'은 계속되고 있다. 내게 오는 일들을 성실하게 하되, 흘러가는 대로 자연스럽게 내어 맡기려 한다. 그러나 '내어 맡기기'는 머리로는 알아도 몸으로 실행하기가 어렵다. 꾸준히 책을 읽고, 수행해야 하는 이유다.

우리는 손이 베었을 때 상처 부위를 꾹 누르고 지혈제로 피가 멈추도록 한다. 피가 멎으면 상처 부위의 벌어짐 정도를 보고 꿰매거나 약을 바른 뒤 반창고나 붕대를 붙여 감염을 막는다. 그리고 진통제나 항생제를 먹으며 상처가 나을 때까지 기다린다. 벌어졌던 살이 붙어 새 살이 돋아야 상처가 다 낫는 것인데 그런 근원적 치료는 사람이 할 수 있는 일이 아니다. 사람은 내 몸이 스스로 치유할 수 있도록 도울 뿐이다. 거기까지가 사람이 할 수 있는 일이다.

이런 원리를 마음으로 깊이 받아들이면 일상 속에서 왜 '내어 맡기기'를 실행해야 하는지 조금 더 쉽게 이해된다. 자기가 할 수 없는 일까지 애쓰고 고민하면 그 화는 결국 내 몸에 쌓인다.

• 내어 맡기기 실험 방법

- 일상 속에서 작고 사소한 일부터 '내어 맡기기' 연습을 꾸준히 한다.
- '어떻게든 되겠지', '다들 사정이 있는 거지'하며 마음을 편안하게 내려놓는다.
- 내가 할 수 있는 것은 노력하되 결과에 대해서는 기대하지 않는다.
- 꾸준히 관련된 책을 읽으며 공부한다.

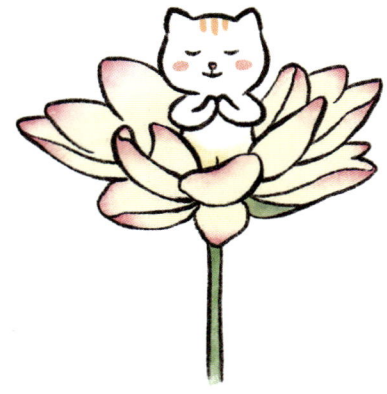

일러스트 조현정

* '나만의 건강습관'에 소개된 내용은 저자의 주관적인 견해임을 명시합니다.

ℹ️ 나만의 건강 습관

텃밭 가꾸기와 채식

처음 먹을거리를 심어 키우기 시작한 건 딸아이가 두세 살 되던 무렵부터다. 집에 있던 빈 화분에 아이와 함께 씨를 심어 키우고 가꾸며 놀았다. 그러던 것이 테라스로 옥상으로 점점 화분들이 많아졌고, 서울시에서 운영하는 주말농장에 신청하면서 본격적인 텃밭 가꾸기가 시작됐다. 주말마다 아이와 텃밭에서 흙을 만지며 한나절 실컷 놀고 오는 일이 도시 생활 중 가장 즐거운 기억이다. 그렇게 내겐 귀농귀촌에 대한 로망이 늘 있었다.

아프고 나서, 흙을 만지고 생명을 키우는 행위는 남다르게 다가왔다. 그토록 작고 마른 씨앗이 땅속에서 스스로 뿌리를 내리고 하늘을 향해 고개를 쳐들고 뻗어나가는 모습은 신비로운 생명력 그 자체였다. 거기서 그치지 않고 비와 바람과 햇빛, 시간이 온 힘을 모아 돕는다. 그리고 나는 그 경이로운 생명력을 뜯어 먹음으로써 내 안에 들인다. 그것보다 좋은 게 없다. 치유를 위해 채식 위주의 식사를 하면서 내 먹거리의 반 이상은 내 텃밭에서 구한다.

텃밭 가꾸기는 흙을 만지는 즐거움을 선사한다. 맨손, 맨발로 흙을 만지고 묻히며 흠뻑 땅의 기운, 자연의 에너지를 받는다. 암 환우들이 많이 하는 어싱(earthing), '맨발로 걷기'와 상통하는 원리다. 나는 내 텃밭에서 흙을 만지며 생명력을 키워내는 즐거움만으로도 충분하다. 노동의 즐거움, 내 몸을 움직여 생명력을 키워내는 기쁨, 이 모든 것들이 텃밭 가꾸기와 채식이 주는 선물이다.

- **병충해를 방지하는 텃밭 가꾸기 요령**
  - 씨를 심든 모종을 심든 띄엄띄엄 심어 바람이 잘 통하게 한다.
  - 한 가지 종만 심지 않고 다양한 종을 심는다.
  - 땅의 힘을 길러주기 위해 영양분을 최소한으로 준다.

- **어싱(earthing) 이란?**
지구표면에 존재하는 에너지에 우리 몸을 연결하는 것.

- **어싱(earthing)의 효과**
  - 활력이 상승한다.
  - 수면의 질이 향상된다.
  - 신경계를 안정시키고 스트레스를 감소시킨다.
  - 만성피로증후군 증상이 완화된다.

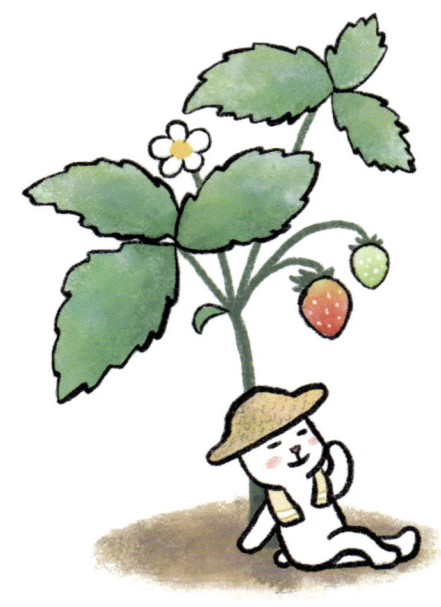

다작(多嚼)

음식을 먹을 때, 일반인의 소화흡수율은 약 70%, 암 환자의 소화흡수율은 약 30%, 말기암 환자는 약 10%다. 그래서 암환자들은 소화흡수를 높이기 위한 여러 노력을 한다. 죽이나 수프처럼 만들어 먹거나, 살짝 데치고 쪄서 먹거나, 효소 등으로 전처리를 해서 먹는다. 무엇보다 오랜 시간 꼭꼭 씹어 먹는 '다작'이 중요하다.

요양병원에서 처음 음식 치유 교육을 받고 다작을 위한 여러 방법을 따라해 봤지만 제대로 실천하기가 정말 어려웠다. 1시간 이상 천천히 식사하라고 배웠건만 아무리 노력해도 30분 넘기는 것조차 고역이었다.

요양병원 생활도 익숙해지고 사람들과도 친해져 갈 무렵, 같이 식사하던 한 사람이 유난히 눈에 띄었다. 30대 중반의, 갓난아기 아빠라는 이 친구는 육종암이라는 어려운 암종(癌種)임에도 항상 밝고 긍정적인 기운이 넘치는 사람이었다.

이 친구는 식판의 밥을 담는 넓은 자리에 수북하게 채소를 담아오니 다른 이들보다 몇 배 많은 채소를 먹었다. 그리고 채소를 천천히 다 먹고 나서야 밥을 떠와서 먹었다. 또한 입에 음식을 넣으면 숟가락이나 젓가락을 아예 내려놓고 다 씹어 삼키고 나서야 다시 수저를 집어 들었다. '혈당피크 없는 식사법'과 '다작'을 가장 잘 실천하는 친구여서 여러 가지를 묻고 따라하며 차츰 내 식사 속도도 느려지게 되었다.

암에 좋다는 것들을 찾아 먹는 것도 필요하겠지만 무엇을 먹느냐보다 어떻게 먹느냐가 더 중요하다.

• 다작(多嚼)하는 방법
- 채소(식이섬유) ⇨ 단백질 ⇨ 탄수화물 순서로 먹기.
- 음식을 입에 넣으면 숟가락(젓가락) 내려놓기.
- 100번 이상 씹기(적어도 50번).
- 다른 일을 하면서 식사하기(책읽기, 유튜브 보기 등).

따뜻한 차

따뜻한 차를 마시는 습관 역시 암 이후에 시작됐다. 특별히 좋아하는 차가 있다기보다는 어떤 차든 그 나름의 향과 맛이 있어 즐기게 된다. 암 이후에 주로 마셨던 차는 둥글레, 우엉, 작두콩을 덖어 만든 차들이었다. 항암 및 항염 효과가 있다는 고들빼기, 해죽순, 그라비올라 차도 마신다. 효소차도 즐겨 마신다.

차를 마시는 방법은 특별할 것이 없다. 아침에 일어나 한두 잔 마시고, 식사 전후로도 수시로 마신다. 그래서 내 옆에는 늘 찻주전자나 따뜻한 차를 담은 텀블러가 있다.

암 환자들은 체온을 따뜻하게 유지하는 게 중요하다. 암세포가 차가운 상태를 좋아하기 때문이다. 그래서 온열요법을 하는데 따뜻한 차를 마시는 습관은 그런 치료를 위한 습관 중 하나다.

그 외에 따뜻한 차를 마시면 따뜻한 차가 주는 안정감이 좋다. 편안함을 느끼며 몸이 이완된다. 심신을 모두 편안하게 하고 안정시켜준다.

• 향과 맛이 좋은 해죽순차
- **해죽순**: 미얀마 청정 갯벌에서 자라나는 야자수의 어린순
- **효능**: 해죽순에는 풍부한 비타민A, 비타민E, 폴리페놀이 있어 항산화 효과, 면연력 개선, 노화방지 효과가 있다. 또한 해죽순의 핵심성분인 폴리페놀로 염증 개선과 항암효과도 있다. 6년근 홍삼의 75배가 넘는 폴리페놀이 있다고 하니 꾸준히 챙겨 먹으면 건강에 이롭다.

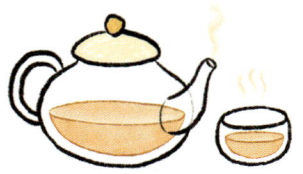

일러스트 조현정

* '나만의 건강습관'에 소개된 내용은 저자의 주관적인 견해임을 명시합니다.

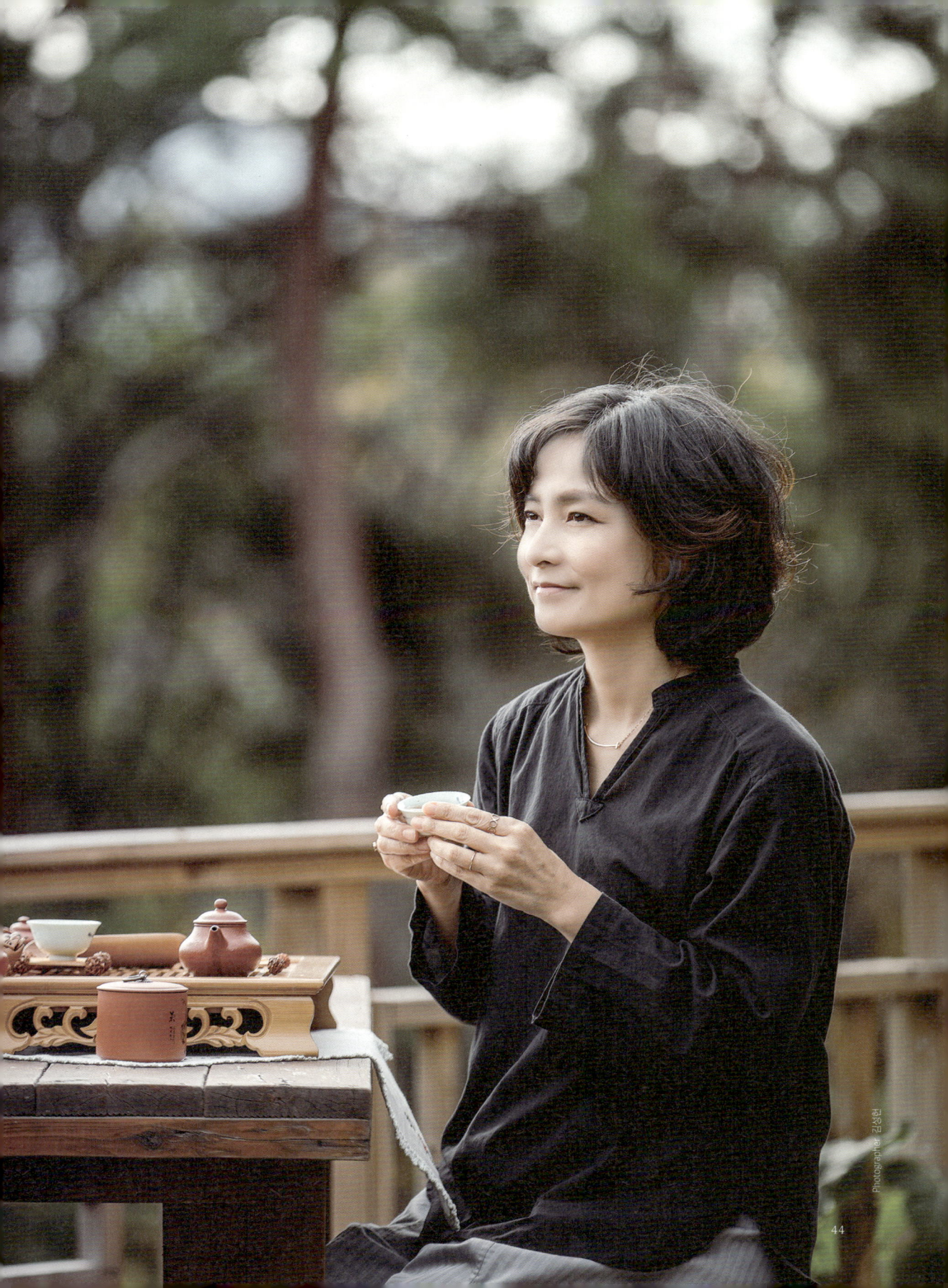

그의 과거
- 진단명 : 유방암 3기
- 수술 일자 : 2009년 11월,
  2017년 12월
- 치료 과정 : 두 번의 수술
  방사선 33회

그의 현재
지금이 소중하다고 느끼며
하루 하루 더 열심히
치열하게 살고 있다.
나의 한계를 깨고
나를 성장시키기 위해
도전하며 활기차고 기쁜 에너지를
늘 유지하려고 한다.

그의 미래
'암' 이후 더 건강한 몸과 마음으로
풍요와 사랑이 가득한 노년을,
나아가 누군가의 인생을 바꾸는
가슴 뛰는 일을 하면서 살고자 한다.

그럼에도
긍정을 살아내는 아미
정 혜 욱

명
상

명상 사전적 뜻 : 생각에 집중하고 마음을 훈련해 자신의 내면을 객관적으로 바라보는 수행법.

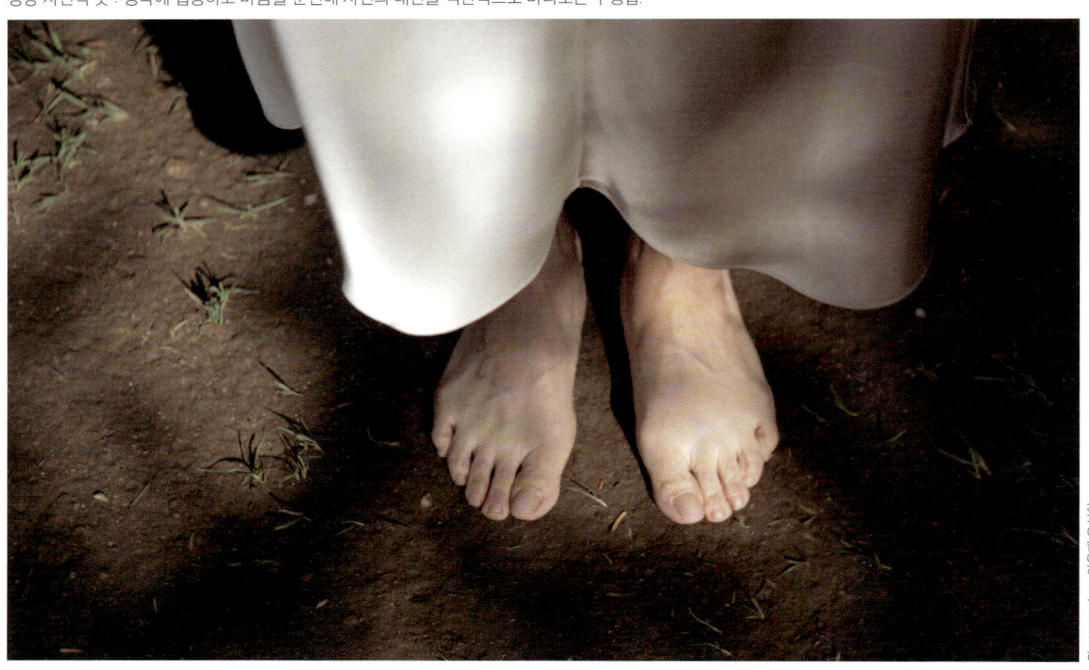

자신과 연결되는 상태

2017년 11월 유방암 진단을 받고 복도에 혼자 앉아 있는데, 시간이 멈춰버린 듯 했다.
집에 어떻게 가야 할지, 누구에게 이 사실을 알려야 할지 아무것도 떠오르지 않았다.
나는 그 자리에 있고 사람들은 분주히 움직였다. 그 순간에 든 감정은 무섭고
두렵기도 했지만 창피하고 부끄러웠다. 뭔가 바보 같고 내 몸 하나 관리 못해서
이런 병이 왔다는 것을, 아무에게도 알리고 싶지 않을 만큼 수치심이 들었다.
제일 먼저 남편이 떠올랐지만 말하기 너무 미안했고, 직장에도 말할 용기가 나지 않았다.

병원에 예약을 해서 치료 계획을 세우고 주변의 암 환자에게 전화해서 이것저것 묻느라
분주한 시간을 보냈다. 그러던 중 수술 후 요양병원에서 요양을 권유하는 지인의 이야기를
듣고, 온전히 나의 치병을 위해서 처음으로 그런 시간을 가져봐야겠다고 마음 먹었다.
이미 언니를 대장암으로, 시어머니를 직장암으로 떠나보낸 경험이 있어서 그 공포와
두려움은 대단했고 진단받은 이후에는 밤에 잠이 오지 않았다. 나는 언니와 시어머니가
수술 후 항암치료를 얼마나 고통스러워 했는지 보았고, 나도 똑같은 경험을 해야 한다는 게
끔찍했다. 아마 암이 두려운 것은 항암에 대한 공포일 것 같다.

남편은 아내가 없는 집이 서글프고 싫었는지 요양병원 입원을 반대했다. 나 역시
남편이나 아이들과 떨어져 지낸다는 걸 한 번도 생각해 본 적이 없었지만, 그런 남편에게
"여보, 내가 죽었다고 생각해. 6개월 뒤에 살아서 돌아올게."라고 말했다.
내 의지가 단호해 보였는지 남편은 나를 보내주었고 나의 치병 생활은 그렇게 시작되었다.

내가 입원한 요양병원에는 명상 프로그램이 있었고 아침마다 자연치유와
심신통합치유, 후성유전학 교육을 했다.
자연치유에 대해 전혀 몰랐던 나는 몸과 마음에 대해 조금씩 눈을 뜨게 되었다.

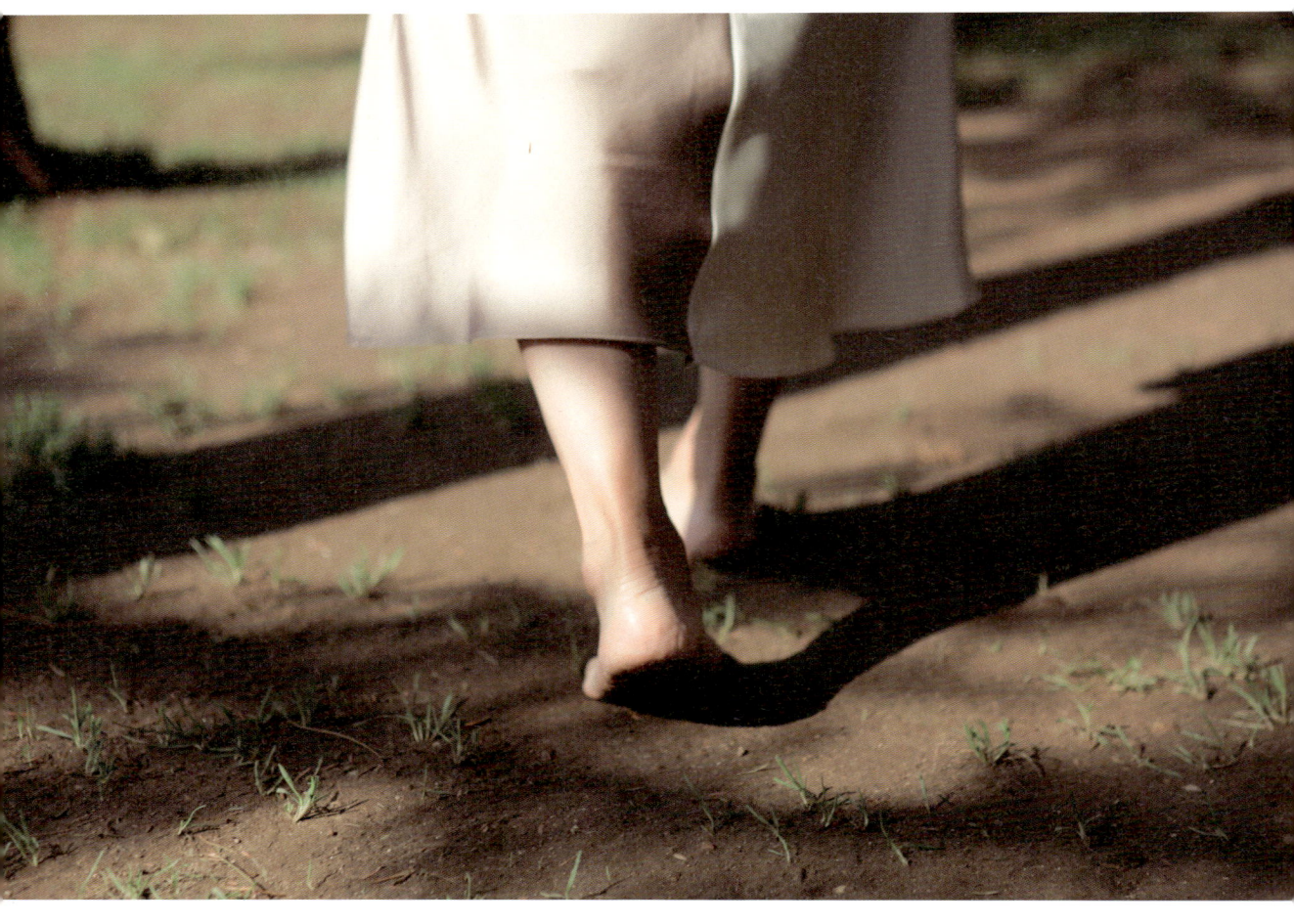

몸과 마음을 어떻게 돌보아야 하고 질병을 어떻게 받아들여야 하는지 배우게 되었다.
표준치료를 한다고 하더라도 근본적인 치유가 없이는 암이 재발할 수 있다.
이미 내 안에는 유능한 의사가 100명이 있다는 것이었다.

나는 항암치료와 방사선치료를 하지 않기로 마음 먹었다. 항암치료와 방사선 치료는
재발과 전이를 예방하는 치료인데 내 몸을 암이 자랄 수밖에 없었던 환경에서
암이 살 수 없는 환경으로 스스로 변화시키면 더 이상 암이 재발하거나
전이되지 않을 거라는 확신이 들었기 때문이다.

먼저 시작한 것은 몸을 해독하고 마음을 정화시키는 일이었다. 그래서 21일 단식과 명상을 시작했다. 암을 만든 것은 독소가 가득한, 살이 찐 몸 때문이었고 걱정과 두려움이 많은 나의 생각 습관 때문이라는 것을 알게 되었다. 단식을 하자 3개월만에 체중이 15kg이나 줄어 들었고 몸이 가벼워지니 걷기도 더 편해졌다. 그리고 몸에 있던 외이도염이나 무릎 통증, 발가락 통증, 허리 통증이 사라지는 걸 느꼈다. 몸의 염증은 당이나 밀가루 음식의 섭취를 통해서도 생기지만 이러지도 못하고 저러지도 못하는 마음의 갈등 상태에서 주로 생긴다고 한다. 나는 우유부단한 성격 탓에 늘 결정 장애가 있었고 부탁을 거절하지 못했고, 그런 생각을 하느라 머릿속은 늘 바빴던 것 같다.

또 하나의 해독은 '엄마독'이었다. '엄마독'을 해독해야 한다는 말을 듣고 6개월간 집에 가지 않았다. 나는 아이들에게 '엄마독'을 가득 주었고 그것은 나도 아프게 했지만 아이들을 아프게 만들었다. 지금은 웃으면서 이야기 할 수 있지만 유독 그 많은 사람 중에 하필이면 내게 "엄마독을 빼셔야 해요!" 그렇게 말씀하셨는지, 왜 6개월 간 집에 가지 말라고 하셨는지 지금 생각해도 요양병원 치유 선생님의 의중이 궁금하다. 아이들은 6개월 동안 '엄마독'이 얼마나 빠졌을까? 나도 '엄마'로서 살기보다 나에게 오로지 집중하는 시간이 필요했던 것 같다.

명상이란 생각을 고요히 하는 것이다. 밥을 먹을 때도, 차를 마실 때도, 집안 일을 할 때도, 대화를 나눌 때도, 걸을 때도 우리의 의념이 어디에 있는지 몸의 감각과 마음의 상태를 알아차리는 것이 명상이다.

점심식사 후 따뜻한 햇살을 받으며 걷는 시간은 참 행복하다. 비바람이 불거나 한겨울 추위에 걷는 것에도 재미를 붙였다. 주말이면 가까운 산에 가서 신발을 벗고 어싱(맨발 걷기)을 한다. 걸으면서 새소리에 귀기울이는 것, 길가에 핀 꽃들이나 하늘을 보는 것, 바람을 느끼는 것, 숲 속에 있는 나무를 안아주면서 호흡을 알아차리는 것 등이 모두 명상이라는 것을 알게 되었다.

'명상이란 자연으로 돌아가는 것, 자신의 몸으로 돌아가는 것이다.'

하루에도 오만가지 생각에 사로잡혀 있던 나는 명상을 통해 조금씩 조금씩 생각을 내려놓게 되었다.

자기돌봄

자기돌봄 사전적 뜻 : 전문적인 건강 관리 제공자가 수행하는 활동이나 업무를 자기가 직접 자신이나 가족과 친구의 건강 관리를 위해 시행하는 것.

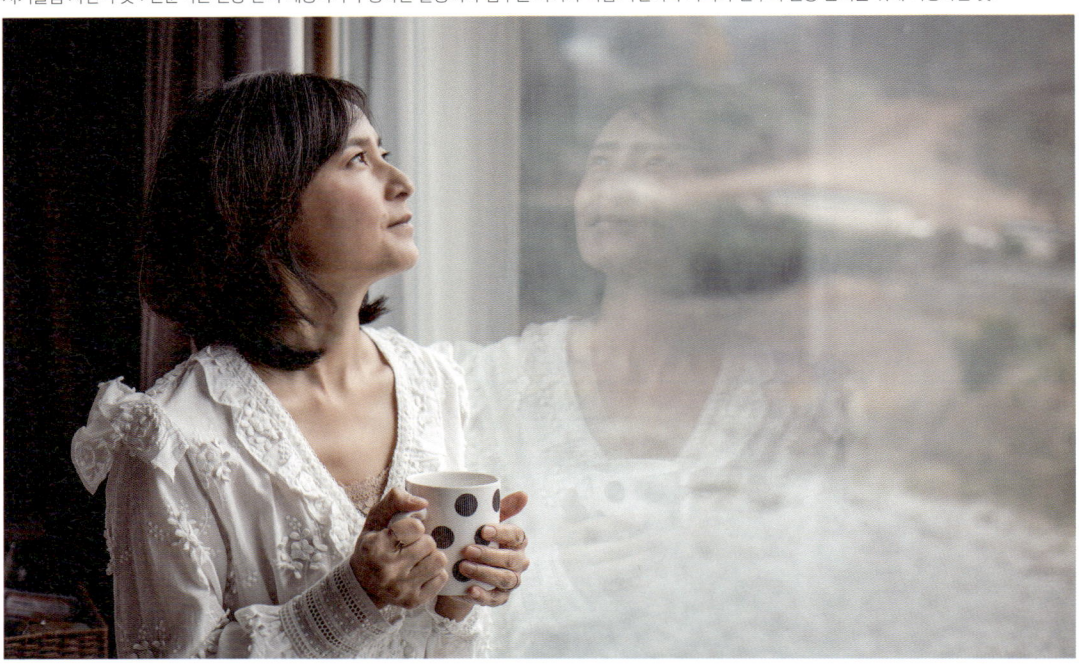

Photographer 김성헌

외로움을 즐길 줄 아는 것

나는 외로움을 선택했다. 외식을 하지 않기 위해서 어떤 모임도 거절했다.
아이들에게 미안했다. 아이들은 인스타그램이나 블로그 맛집을 순회하고
싶어했는데 엄마가 꿈쩍하지 않으니 자기들도 맛집 투어하고 싶다고
불평을 해댔다. 내가 아직 외식이 위험하다고 얘기해도 아이들은 맛있는
음식을 놓고 사진을 찍고 싶어했다. 내가 퇴원했다니 얼굴 한 번 보자며
여러 모임에서 초대를 했는데 참 난감했다. 모임에 가도 목적이 분명한 곳은
좋았는데, 정치나 연예인 얘기, 부정적인 이야기가 창궐하는 모임은 피했다.

아침에 일어나면 풍욕과 냉온욕을 하고, 단식을 했으며
어싱(맨발걷기)을 하면서 산행을 했다. 점심을 먹고는 침과 뜸이 좋다고 하여
한의원에 다녀왔고 집안 일을 하다 보면 저녁 먹을 시간이 되어 있었다.
저녁에는 족욕과 독서와 명상을 하고 나면 잠자리에 들 시간이 되었고
그렇게 하루하루가 바쁘게 지나갔다.

가끔은 산에 가거나 걷기를 함께 하는 지인들을 만났다.
그러자 만남의 폭이 좁아지고 스스로 소외되고 외로워졌다. 괜찮다고, 지금은
이럴 수밖에 없다고 위로했지만 이러다가 영원히 아웃사이더가 될까봐 두려웠다.

나는 누구보다 나를 만날 시간이 필요했다. 병이 나기 이전에는 내가
누구인지 마주한 적이 없다는 것을 알게 되었다. 내가 누구인지 알아야,
삶의 궁극적인 목적과 존재의 이유를 알 수 있다고 내 내면이 말하고 있었다.

어릴 때 나를 생각해보면 순수하고 씩씩하고 에너지 넘치는, 엉뚱하고
생기 넘치는 아이였으나 언제부터인지 그러면 사랑 받을 수 없다는 걸 깨닫고,
얌전하고 수줍음이 많고 자기를 잘 표현하지 않는 소녀로 성장해 나갔다.
그저 자신을 잘 드러내지 않고 침묵해야 사랑받을 수 있다고 믿게 되었다.
세상에서 최고만이 칭찬받는 것이 얼마나 씁쓸했던가?
특별히 잘하는 것이 없고 뛰어난 재능도 없다며 늘 스스로에게
불만이 가득했고 자신감이 없었으며 나를 자책하기 일쑤였다.
타인의 인정이나 칭찬에는 에너지가 솟다가도, 비교나 평가에는
풀이 죽곤 했다. 우리가 누군가에게 잘 보이고 인정받으려 하면 할수록
에너지가 소진될 수밖에 없고, 점점 참나와 멀어질 수밖에 없다.
그렇게 자신을 비난하고 자책할 때 우리는 질병에 걸리게 된다고 한다.
나는 불만과 후회가 많은 '나'도 아니고, 두려움이 많은 '나'도 아니고,
나약하고 소심한 '나'도 아니다.
나는 소중하고 사랑스러운 존재이다. 나에 대한 불만과 부정성을
흘려보내고 나면 비로소 사랑의 상태가 되고, 사랑이 가득할 때 비로소
치유된다는 것을 이제는 안다.

나는 스스로 아웃사이더가 되었다. 달콤한 음식 대신 거칠고 밋밋한 음식을,
달콤한 모임보다 고요한 나와의 시간을 즐긴다. 나를 알아차리고 돌보는 것,
나와 연결되는 것이 곧 세상과 연결되는 것이며 사랑할 수 있는 근원임을
알게 되었다.

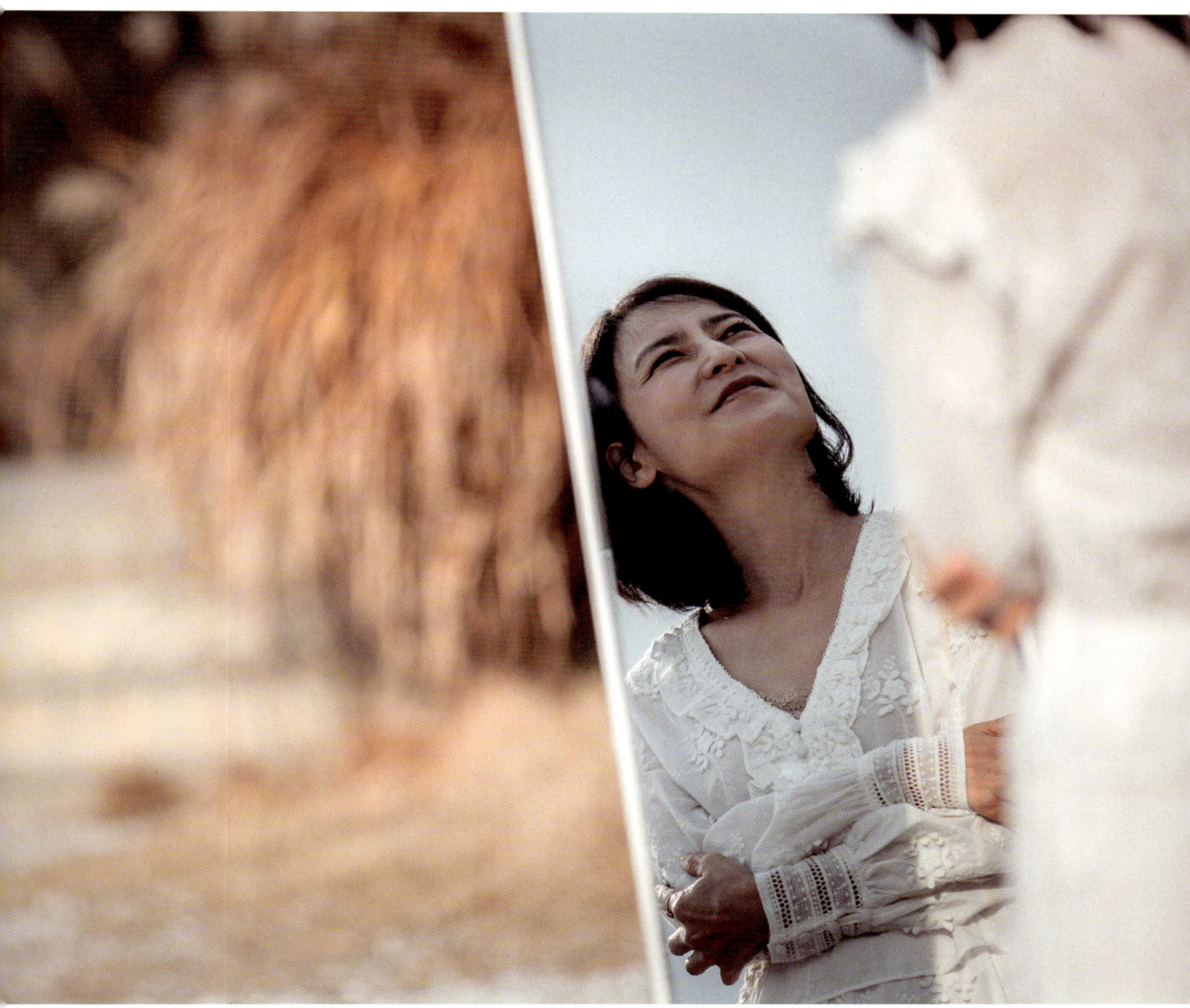

소통

소통 사전적 뜻 : 뜻이 서로 통하여 오해가 없음.

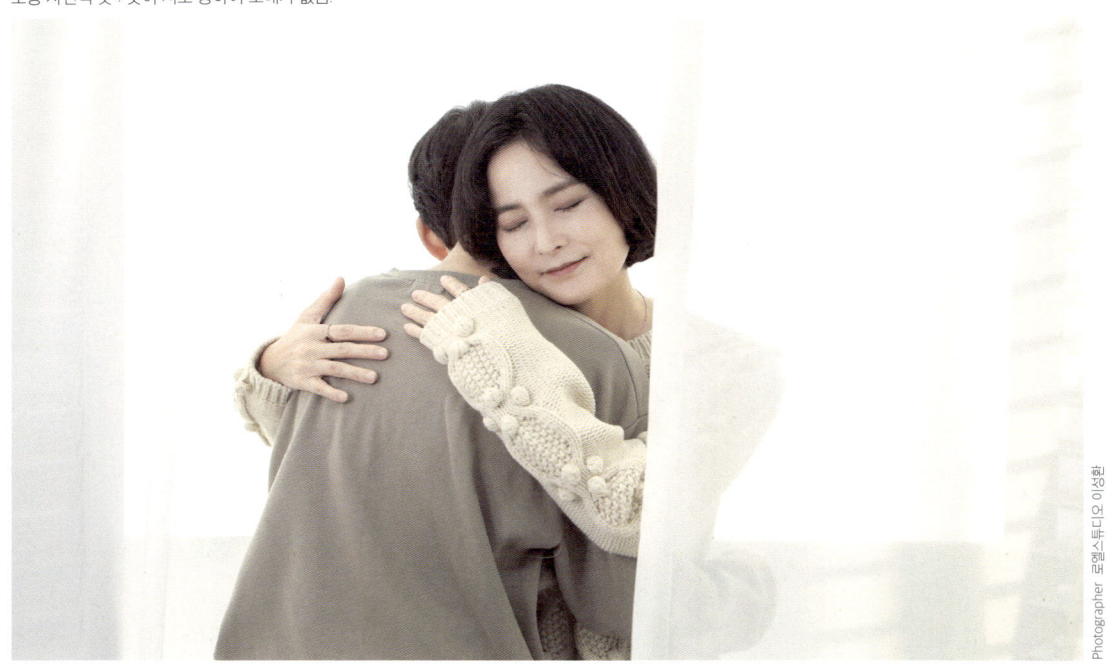

나와 내가, 나와 타인이 서로 다름을 인정하고 깊이 연결되는 것

암은 잘못된 고정관념일 수도 있고, 미움이 쌓여 뭉쳐진 덩어리일 수도 있고, 기억의 오류일 수도 있다.
그것은 소통(순환)하지 못해 흐르지 못한 내 안의 응어리(노폐물)이다.

그동안 살아오면서 풀어내지 못한 일들을 맞닥뜨린다는 게 얼마나 두려웠는지 피하기만 했다.
막다른 골목에 다다라서야 나는 쌓인 응어리를 풀어내기 위해 소통하는 법을 배웠다.

다양한 갈등과 스트레스로 몸이 나에게 힘들다는 메시지를 보내왔지만 듣지 않았다.
병은 소통의 부재로 온 것이다. 비교와 평가에서 자유롭지 못했던 나는, 내 욕구와 감정을
살피지 못했다. 인정받고 싶은 마음에 그저 꾹 참고 견뎠다. 그러나 돌아오는 건
충분히 인정받지 못한다는 상실감이었다.

우리 몸의 세포도 서로 소통을 한다. 외부에서 낯선 물질이 들어오면 장에 사는 미생물들은
이 낯선 물질이 주인의 것인지 아닌지를 판단하고 흡수하거나 흘려버린다고 한다.
이때 판단 기준은 물질의 영양소 여부가 아니라 내 몸과 얼마나 잘 소통하느냐이다.

소통에 대해 배운 후, 내 생각과 말을 알아차리기 시작했고 내가 무엇을 원하는지 알게 되었다.
이제 나는 수시로 떠오르는 쓸데없는 상념들은 흘려보내고 나에게 건네고 싶은 말들을 건넨다.
"나는 활기차고 건강하다", "나는 운이 참 좋은 사람이다", "나는 날마다 점점 모든 면에서 좋아진다".
그리고 거울을 보며 웃어주거나 사랑한다고 말한다. 아픈 부위에도 사랑을 보낸다.

요양병원에서 6개월을 지내고 집으로 돌아왔다. 가족들을 하루빨리 보고 싶기도 했지만
집안일에 대한 부담과 함께하며 겪게 될 갈등이 걱정되기도 했다. 나는 변화해야 했다.
그동안 남편과 아이들을 내 뜻대로 하려고 얼마나 헛된 수고를 들였던가? 내가 가진 기준으로 그들을
바꾸려 했다. 나는 옳고 그들이 틀렸다는 발상으로 인간관계의 문제들이 생겨난다는 것을 알게 되었다.

수술 후 3년 만에 코치가 되었다. 가족들의 이야기도 충고와 조언 없이 들어주려고 노력한다.
남에게 판단과 평가를 들이대는 일도 이제는 알아차리고 멈춘다. 나는 맞고 너는 틀렸다는 생각이
올라오는 것도 내려놓는다. 나는 내 몸과 소통하고 가족과 소통하며, 코치가 되어 도움을 필요로 하는
사람들과 소통한다.

소통이 잘 되면 내 안의 에너지가 잘 흐르고 세상일도, 건강도 막힘없이 흐르리라 믿는다.

치유

치유 사전적 뜻 : 치료하여 병을 낫게 함.

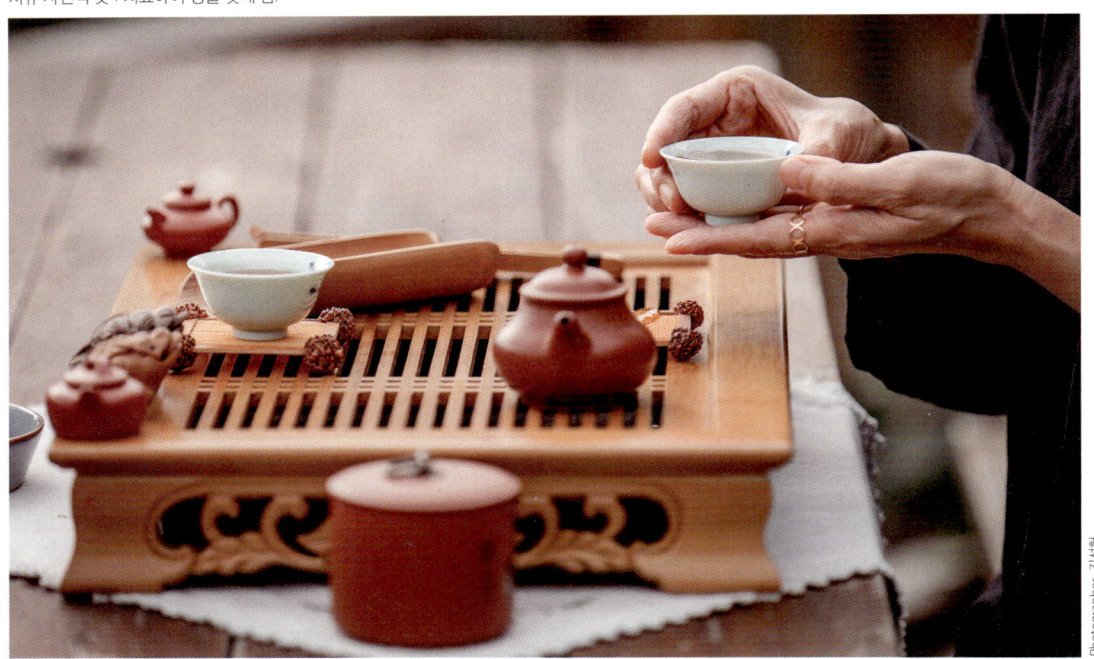

스스로 더 높은 에너지장으로 옮겨감

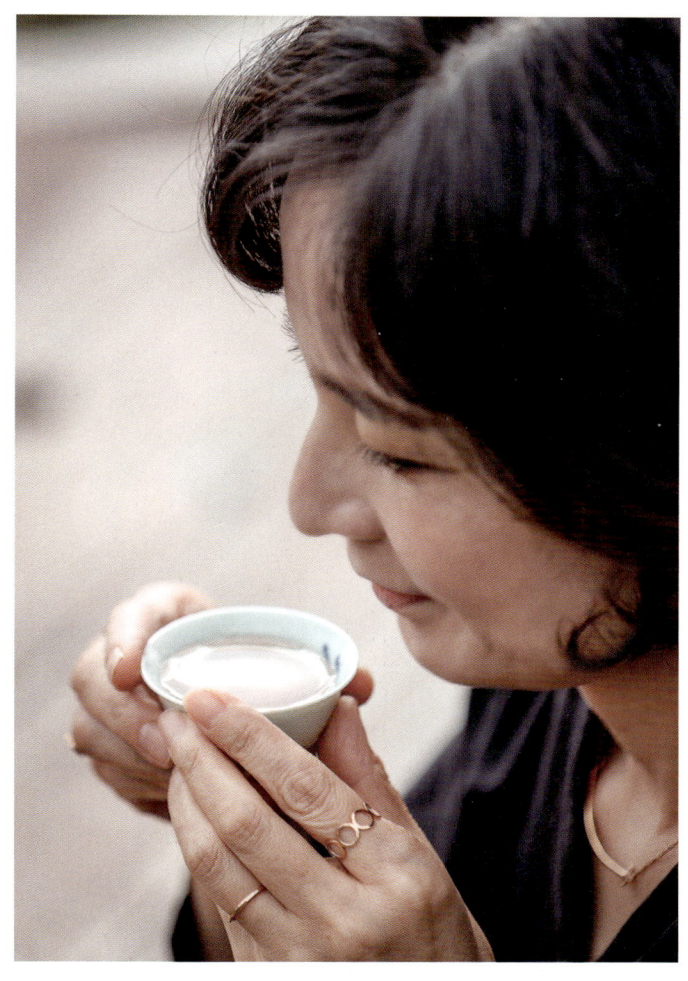

재발과 전이가 두려워서 이제 다시는 사회생활을 하지 못할 거라는 생각에 이르자
우울이 찾아왔다. '여기서 내 인생은 끝난건가?' 나는 내게 온 시간을 두려워 하고 있었다.

그러던 나에게 예전 직장에서 복직하는게 어떻겠냐는 제안이 들어왔다.
그러나 '직장에 다니다가 몸에 무리가 오면 어쩔 거야?', '어떻게 힘든 일을 할 수 있겠어?'라는
부정적인 감정과 공포심이 올라왔다.
암환자라는 틀에 나를 가두고 있었기 때문이다. 그러나 마음을 가다듬고 막연한 공포에 휩싸이기보다
그동안 배운 것들을 차근차근 실행해 나가면서 오후 4시까지만 일하는 시간선택제 근무라면 할 수
있겠다는 도전의식이 생겼다. 직장으로 돌아가 내 몸을 우선으로 돌보겠다는 다짐과 각오로
일을 다시 시작하게 되었다.

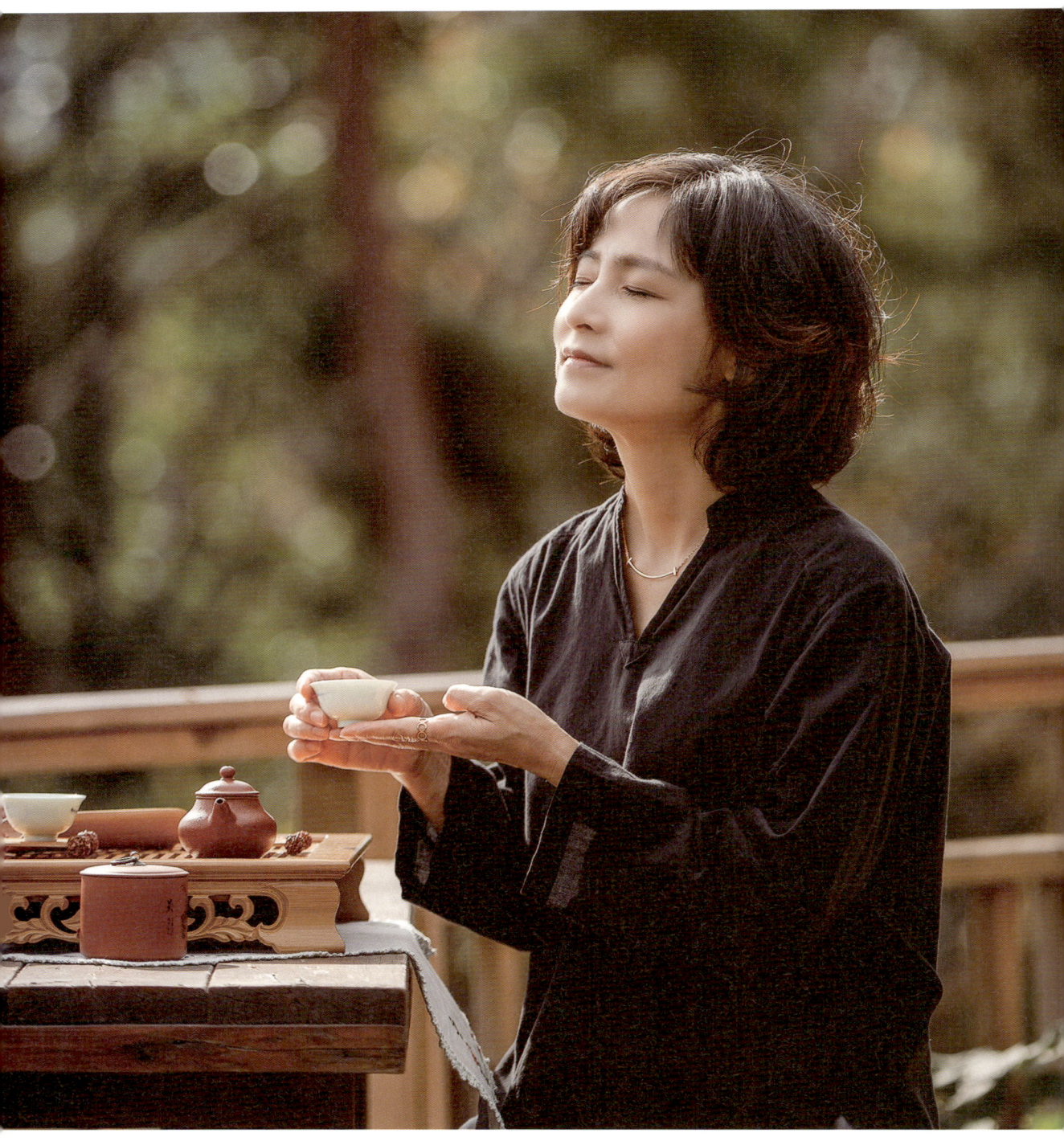

호흡과 명상을 배웠지만 일을 하다보면 호흡이 어디에 있는지 까마득히 잊고
온 몸에 긴장을 하기 일쑤였고, 집에 돌아오면 그대로 뻗어 버렸다. 차츰 일에도 익숙해지자
호흡을 조금씩 알아차리게 되었고 무엇보다 사회생활이 주는 활력과 약간의 긴장은
나를 더욱 생기있게 만들어 주었다. 퇴근 후에는 뜸을 뜨고 침을 맞기 위해 한의원에 다녔고,
족욕도 하고 독서도 했다. 마음 공부에 관한 책을 읽다 보니 내가 왜 암에 걸리게 되었는지,
암을 없애려면 내가 어떤 의식 상태여야 하는지 알게 되었다.

데이비드 호킨스 박사의 <의식혁명>을 읽으면서 죄책감, 자기연민, 수치심에 있을 때 병이 나며,
용기 이상의 단계에서는 병이 낫는다는 것을 알게 되었다. 병이 낫는 것은 불안과 두려움에서
벗어나 용기와 수용, 연민과 사랑, 용서를 통해서 일어난다는 것이다.

대부분의 기억은 진실이 아닌 경우가 많다. 자신을 피해자로 보며 자기연민, 수치심과 죄책감을
만들어낸다.
지나간 과거에 얽매이기 보다 놓아주고 용서하고 감사하며 지금 이 순간과 잘 만나야 한다.
나는 실패를 툭툭 털고 일어나서 변화하고 성장하라는 메시지로 받아들인다.
나같이 똑똑하지도 못하고 빠르지도 못하며 무엇이든 느리게 받아들이고 이해하는 타입에게
암이란 병은 딱 맞는 질병이다.
암이 수많은 시간에 축적되어 온 병이라면 낫는 시간도 서서히 나을 것이다. 천천히, 꾸준히
포기하지 않고 계속 해나가면 반드시 나을 것이라고 믿는다. 남과 비교하지 않고 나만의 속도로
묵묵히 나를 돌본다면 암은 반드시 낫는다.

치료는 의사가 할 수 있지만 치유는 자신의 몫이다. 생명력으로 나아갈 수 있는 생각 습관,
생활 습관들을 몸에 익히고, 부정적인 생각에서 긍정적인 생각으로 변화해야 한다.
자신을 피해자로 보며 우울과 절망, 두려움에 빠질 것인지, 시련을 하나의 도전이나 기회로
받아들일 것인지는 자신의 선택이다. 자신의 삶을 새롭게 살아 보고자 하는 열망과 호기심으로
가득차 있다면 치유는 시작된 것이다.
나의 습관들을 고쳐 나가고, 다시 시작한 사회생활을 통해서 나는 나답게 살아가는 날개짓을
시작하고 있다.

호오포노포노

호오포노포노 Ho-o-pono-pono 사전적 뜻 : 고대 하와이인들의 용서와 화해를 위한 문제 해결법

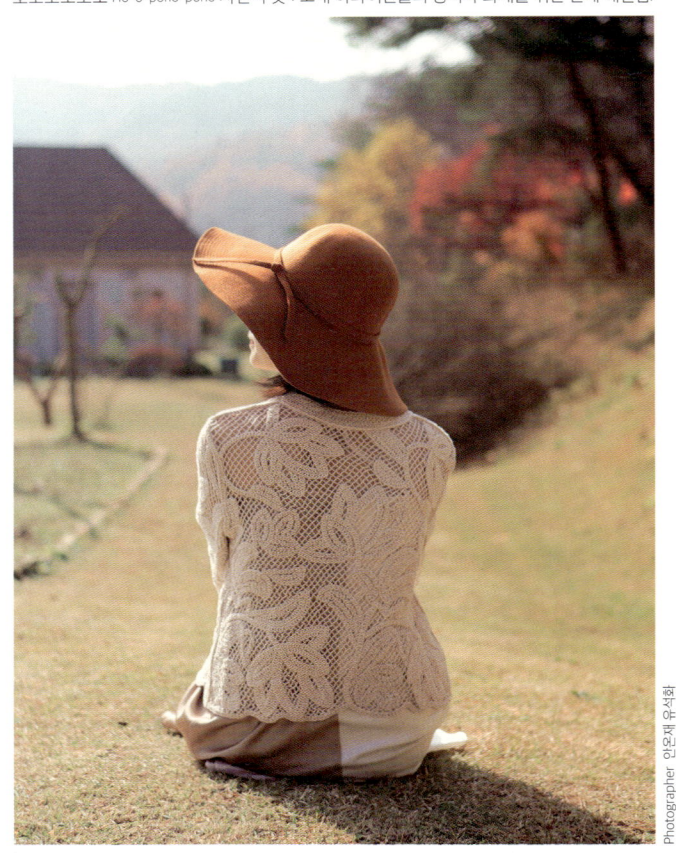

Photographer 안은재 유석현

나를 정화하고 세상을 정화시키는 수행법

호오포노포노는 고대 하와이인들의 용서와 화해를 위한 문제 해결법이다.
문제를 일으키는 원인이 되는 기억을 해방시키고 잠재의식을 정화한다는
원리로서, '미안합니다. 용서하세요. 고맙습니다. 사랑합니다.' 이 네가지 말을
계속 혼잣말로 함으로써 자신을 정화하는 것이다. 네 가지 말은 자신에게는
감사와 사랑을, 더 나아가서는 이 세상에 에너지를 보내는 일이다.
내가 정화되면 우리가 사는 세상도 정화된다.

호오포노포노를 알게 되고 나의 생각이나 말이 부정적일 때 호오포노포노를
하게 되었다. 누군가에게 말실수를 했을 때에도, 질투와 미움이 일어날 때에도,
위층에서 층간 소음이 있을 때에도, 물건을 놓고 와서 되돌아가야 하는
실수를 할 때에도, 한여름 에어컨이 고장났을 때에도 호오포노포노를 했다.
지금은 돌아가셨지만 온전히 삶을 책임지셨던 아버지의 침묵을
이해하게 되었고 주말에 우리 가족이 오기를 무척 기다렸던 언니의 사랑을
알게 되었다. 외며느리에게 너무 기대실까봐 애써 거리를 두었던 시어머니께
나는 호오포노포노로 용서를 구하고 감사와 사랑을 보낸다. 이제서야 내가
그분들에게 얼마나 사랑받았는지 안다. 호오포노포노는 화해의 도구이고
나의 기도이다.

간디는 이렇게 말했다.
"세상에 바라는 변화가 있으면 스스로 그 변화가 되세요."

연
금
술

연금술 사전적 뜻 : 비금속을 인공적인 수단으로 금으로 전환하는 것.

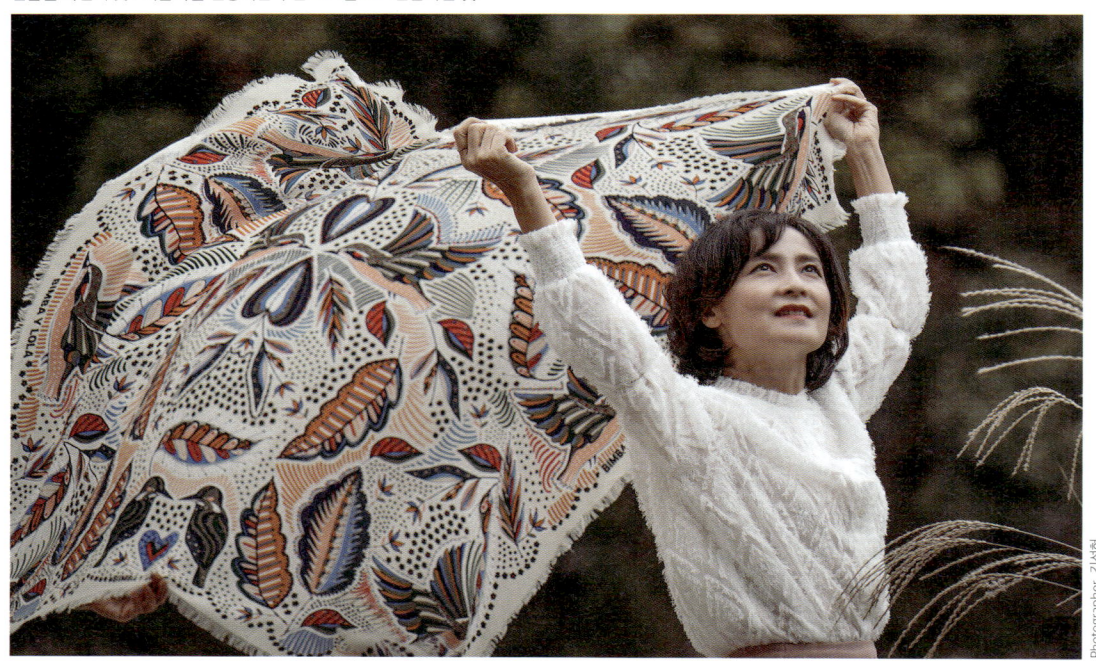

자신이 애벌레가 아니라 나비라는 것을 아는 것

고대의 조상들은 철이나 납 등의 완전하지 못한 금속이 땅 속에 오래 묻혀 있으면
금으로 변하는데, 이것을 완전함으로 나아가는 과정이라고 믿었다.
연금술사들은 자신들이 고안한 특별한 방법을 이용하여 이러한 변화 과정을 앞당길 수
있다고 생각했다. 나아가 연금술사 자신의 영혼을 더 높은 상태로 이끄는 것이
연금술을 성공에 이르게 하는 열쇠로 보았다고 한다. 이 연금술사들의 통찰력은 사람도 잠재력을
끌어 내어 새로운 존재로 변화할 수 있다는 생각을 불러일으키기에 이르렀다.

'암'이라는 커다란 암초를 만나 이 고통이 준 메시지를 알게 된 것에 감사한다.
암을 통해 내가 누구인지, 나는 이번 생에 무엇을 하고 싶은지 알게 되었고,
내 자신이 self(작은자아)가 아니라 SELF(큰자아)라는 것을 알게 되었다.
애벌레가 아니라 나비인 것이다. 우리 인생은 각자 저마다의 보물을
찾기 위한 긴 여행이다. 내 안의 위대한 참나와 만나는 영웅의 여정이다.

이 삶에서 내가 무엇을 꿈꾸고, 무엇을 하고 싶은지 찾고 있다. 마치 중세의 연금술사들이
자신의 영혼을 더 높은 곳으로 끌어올리면 납을 금으로 바꿀 수 있다고 믿었듯이
나의 영혼도 내 안의 무한한 가능성을 이끌어내기만 하면 꿈을 이룰 수 있다고 믿는다.
온 마음을 다해 행동한다면 반드시 꿈이 이루어진다는 것을 알게 되었다.

나는 나의 영혼을 황금으로 바꿀 영혼의 연금술사가 될 수 있을까?

> "이 세상에는 위대한 진실이 하나 있어.
> 무언가를 온 마음을 다해 원한다면, 반드시 그렇게 된다는 거야.
> 무언가를 바라는 마음은 곧 우주의 마음으로부터
> 비롯된 것이기 때문이지. 그리고 그것을 실현하는 게
> 이 땅에서 자네가 맡은 임무라네."
>
> - 파울로 코엘료, <연금술사> 중에서

행
운

행운 사전적 뜻 : 좋은 운수.

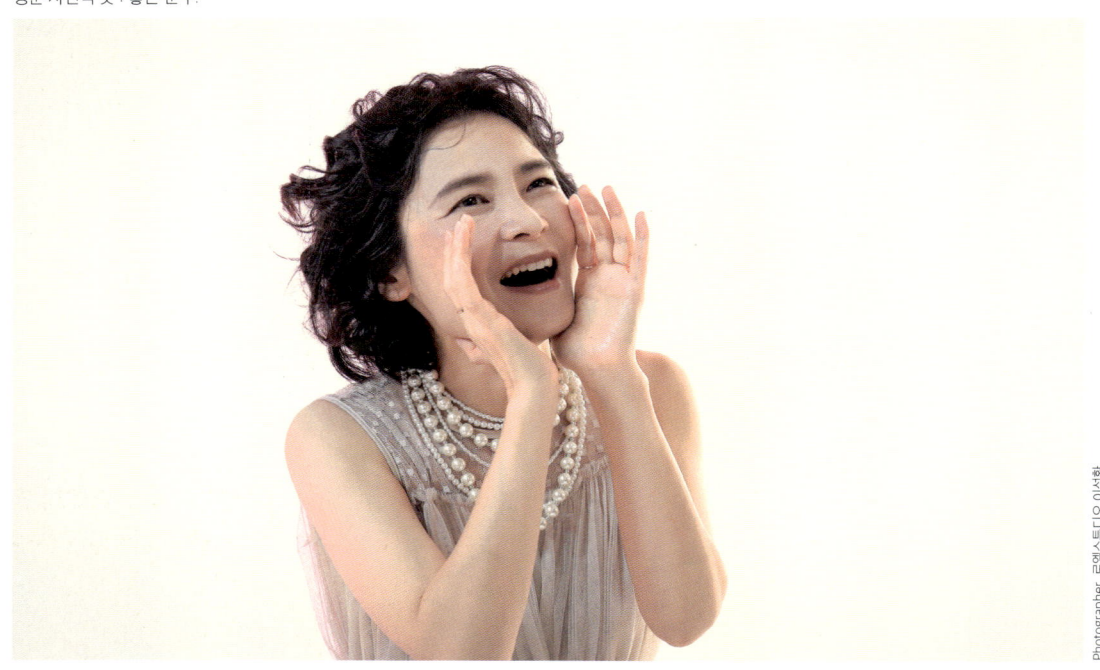

Photographer 모엣스튜디오 이성환

성공과 실패를 모두 선물로 받을 줄 아는 지혜

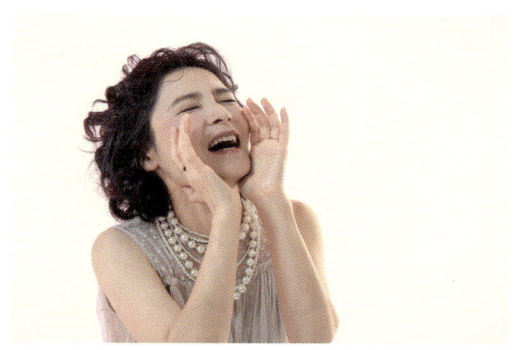
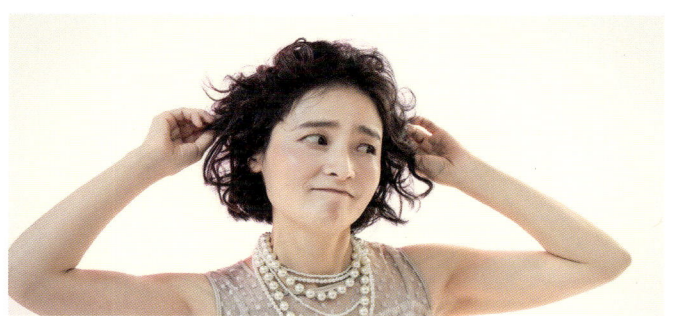
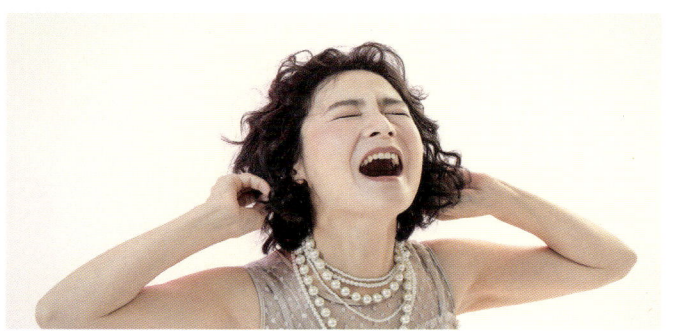

나는 행운에 관심이 많아졌다. 내 삶에 변화가 일어나길 원했다.
재발이나 전이가 두려워서 전전긍긍하는 삶을 살기보다
인생의 전환점을 맞고 싶었다. 운이란 이미 정해진 것이라 여겼다.
삶은 정해져 있고 나는 그 흐름대로 갈 수밖에 없는
미약하고 나약한 존재라고 생각했다.
그래서 내게 어떻게 펼쳐질지 모르는 운명이 늘 두렵기만 했다.

우리 삶에서 일어나는 모든 사건은 어떤 것은 행운처럼,
어떤 것은 불행처럼 포장을 하고 나타난다.
그러나 행운이라 여겼던 일이 행운이 아닐 수 있고,
불행처럼 여겼던 일에서 깊은 성장과 깨달음을 얻기도 한다.
암이 그랬다. 암은 불행을 가장하고 온 큰 사건이었다.
나는 암을 통해 죽음을 더 깊이 바라보게 되었다.
죽음 앞에서 모든 것은 가벼웠으며
오히려 사소한 일에 목숨을 걸지 않게 되었다.

나는 암으로 더 건강하게 사는 법,
배우고 성장하여 내 인생을 변화시키는 방법을 배웠다.
우리 몸은 스스로 치유하는 힘이 있고,
자연스러운 상태에 있을 때 치유될 수 있다는 것을
알게 되었다. 명상과 해독을 만나 나를 가볍게 하고 부정적인
생각들을 흘려보내니 내가 더욱 선명해지고 건강해지기
시작했다. 소통이 중요한 것을 알고 코치가 되었고,
코치로서 새로운 삶을 꿈꾸고 있다.

행운은 내 생각과 행동으로 끌어당겨지는 것이기도 하지만
행운과 불행이 따로 있는 것이 아니라는 것을 알게 되었다.
우리 인생에는 좋은 운도 나쁜 운도 없다. 성공과 실패, 모두를
인간적인 성장의 메시지로 바라보는 지혜가 있으면 된다.
여전히 내게는 밝고 긍정적인 기운보다 부정적인 생각이 많다.
부정적인 생각과 에너지를 알아차리고 그것을 행운이 오는
에너지로 바꿔보려고 한다. 이제는 나에게 온 일들을 선물로,
감사함으로 받을 줄 안다.
인생에서 일어나는 모든 일은 좋은 일이다.

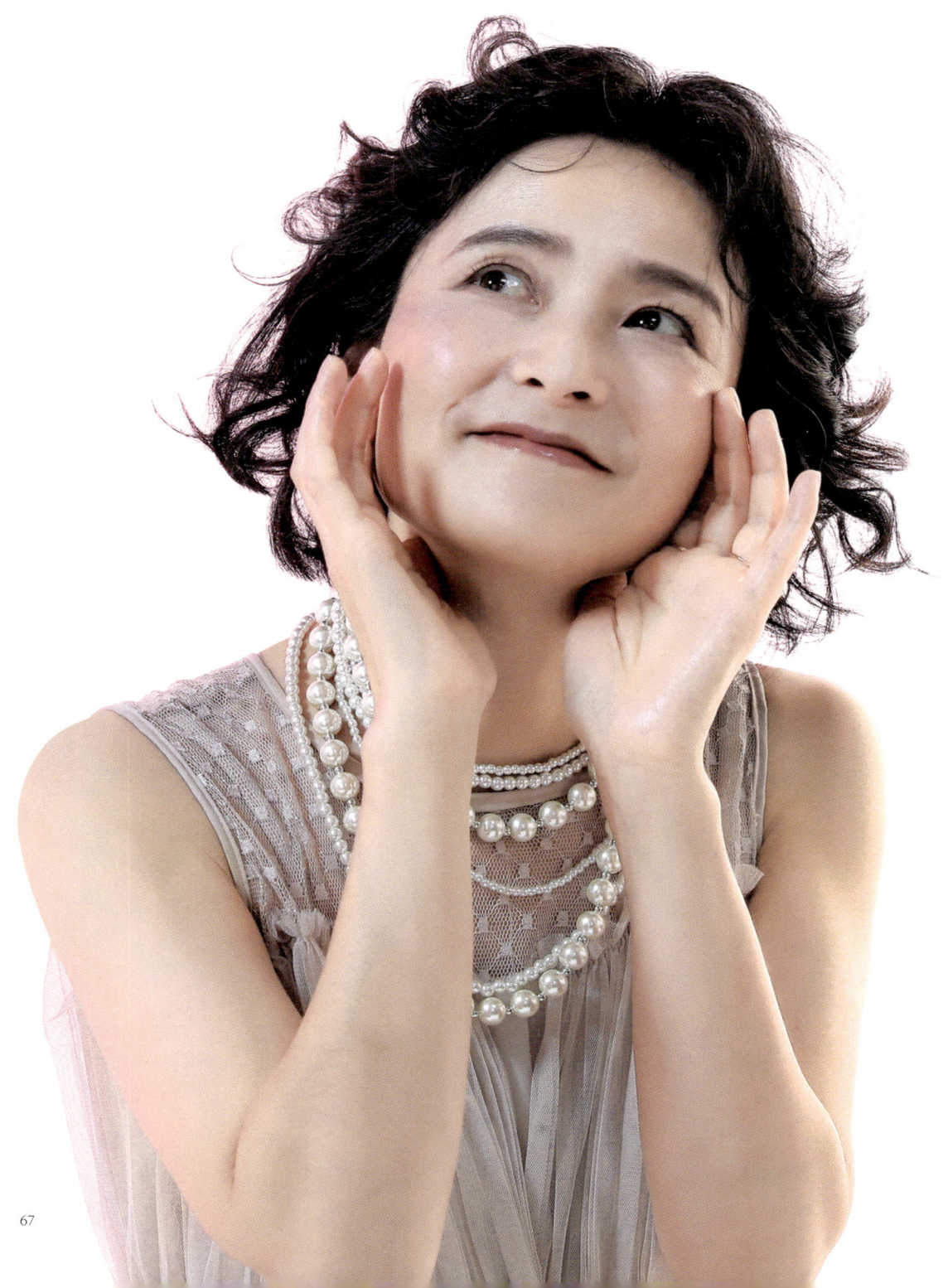

자
유

자유 사전적 뜻 : 외부적인 구속이나 무엇에 얽매이지 아니하고 자기 마음대로 할 수 있는 상태.

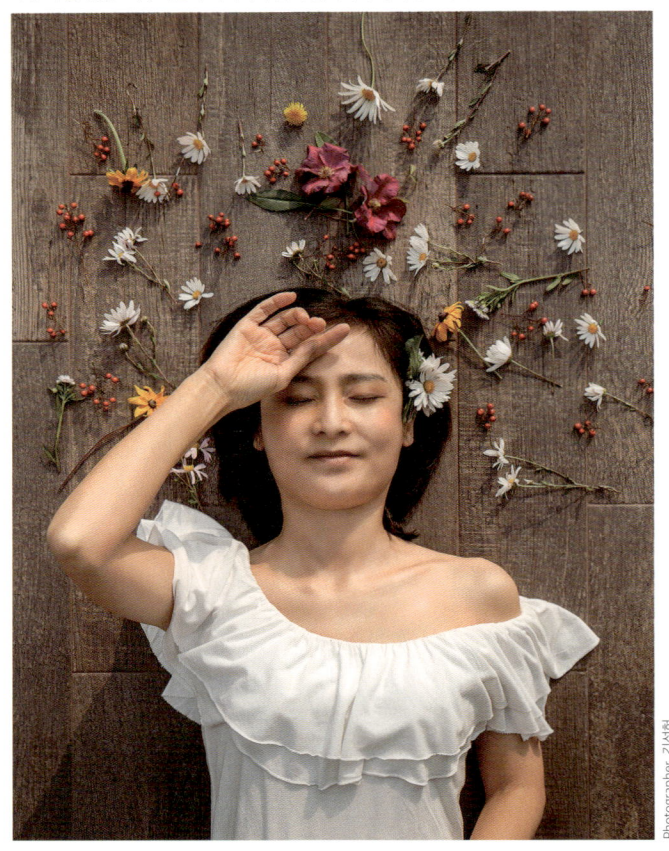

내가 가진 틀에서 벗어나 사고를 확장시키고 얻게 되는 마음의 상태

두려움으로부터의 자유
낡은 신념으로부터의 자유
끊임없이 올라오는 생각으로부터의 자유
안다고 하는 것으로부터의 자유
사회적으로 부여받은 역할에서의 자유
비교하는 것으로부터의 자유
인정받고 싶은 욕구로부터의 자유

자기결정권을 가지는 자유
온전히 나답게 살 수 있는 자유
실수해도 괜찮은 자유
마음껏 부탁하고 마음껏 거절할 수 있는 자유
경제적 자유

내가 자유부인으로 살고 싶은 자유랍니다.

풍
요

풍요 사전적 뜻 : 흠뻑 많아서 넉넉함.

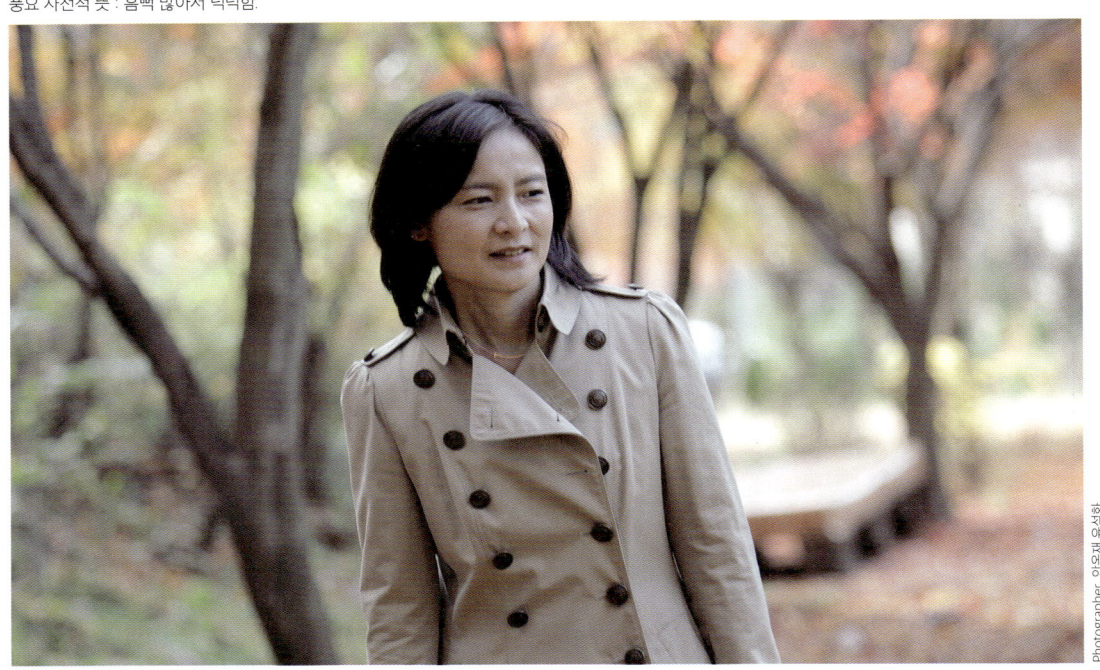

Photographer 이은재 유석희

만족할 줄 아는 지혜

나는 검소한 부모님 밑에서 아끼고, 저축하고, 절제하는
삶의 태도를 보고 자랐다.
그래서 가난이 불편하고 부끄러웠지만, 소유하는 것에 대해
죄책감을 갖는 이중잣대를 갖게 되었다. 욕심을 내지 않고
적은 것이라도 나누는 착한 사람이 되어야 한다고 배웠다.

돈을 갖는다는 것은 탐욕스럽다거나,
부자들은 나쁜 사람들인 것처럼 여겼고,
물질적 풍요를 좇으면 속물이라는 부정적인 관념에 빠져 있었다.
결핍감과 부족함을 느끼며 살았지만 그것을
당연하게 여겨왔고, 옳다고 믿었다.

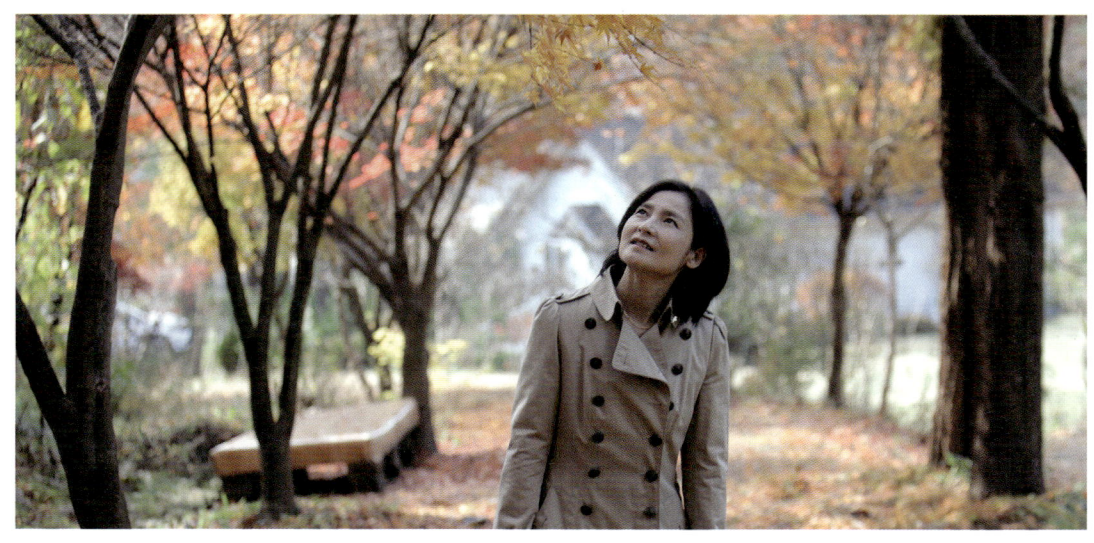

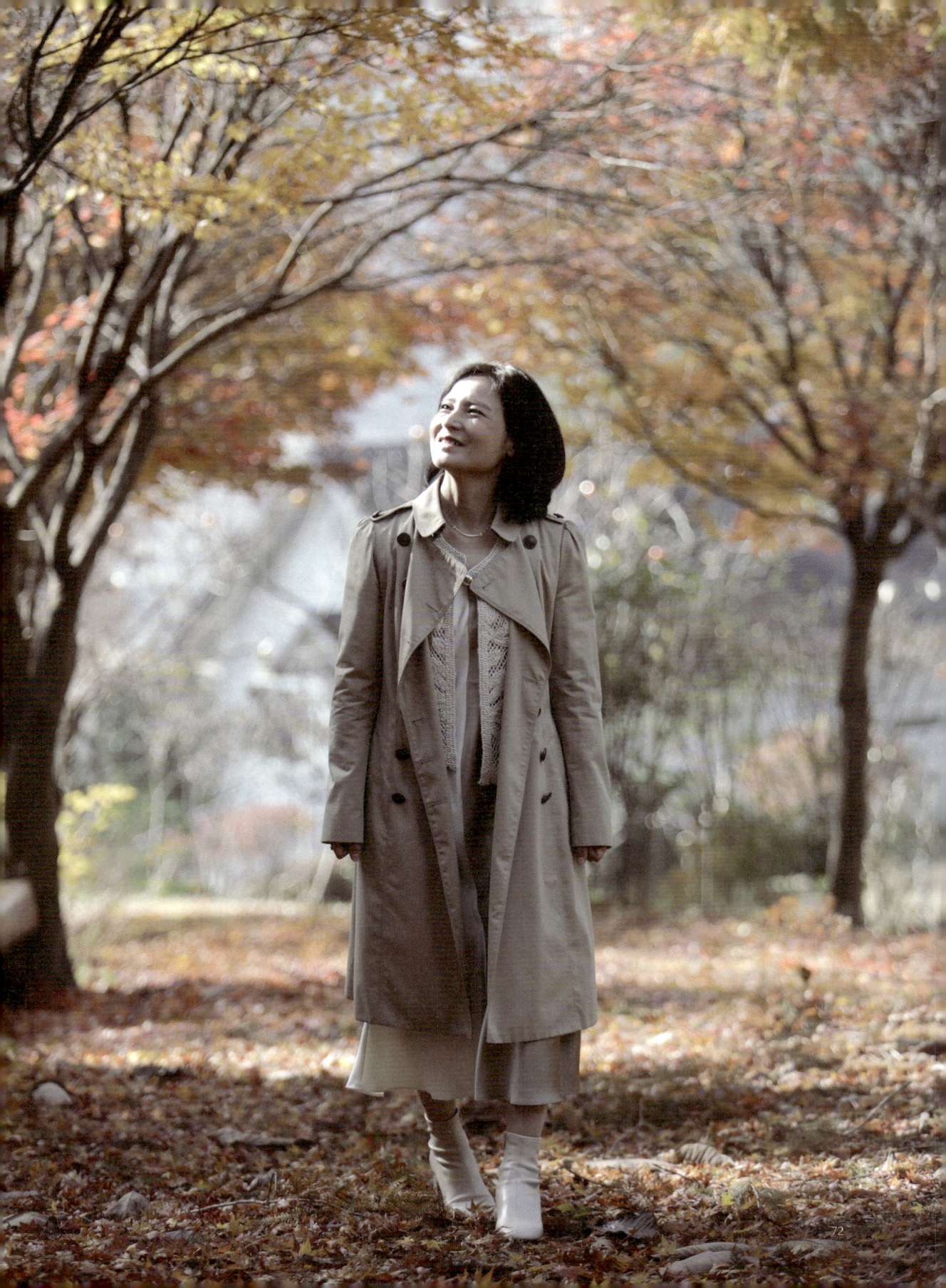

늘 시간이 부족했고, 나랑 마음이 맞는 사람이 없어 외로웠고,
열심히 사는데도 넉넉하지 않다고 느꼈다. 삶의 태도보다 목적 없는 삶이
나를 더 가난하게 했음을 그때는 몰랐다.

결핍과 풍요는 물질의 많고 적음이 아니라,
의식의 세계에서 비롯된 것임을 이제는 안다.
이제는 소유하고 누리는 것을 기쁘고 행복한 마음으로 받아들이게 되었다.
세상은 나의 마음을 그대로 반영한다.

풍요는 우리 일상 어디에나 깃들어 있다.
뜨겁게 쏟아지는 햇살,
마음껏 숨 쉴 수 있는 공기,
온 지구가 마음껏 마실 수 있는 물,
어디서나 볼 수 있는 수만 송이 들꽃.
자연의 아름다움과 생명력을 느끼면 그곳이 어디든
나의 정원이라 생각하고 즐기니 그 또한 끝없는 풍요로움으로 다가왔다.

누구에게나 평등하게 주어진 시간을 잘 사용하고,
어떤 사람을 만나더라도 열린 마음으로 지지하고 포용하는 사람.
타인의 성공을 축하해줄 줄 알고,
자신이 하는 일에서 진정한 재미와 즐거움을 느낄 줄 아는 사람.

지금 주어진 상황에서 행복을 느낄 줄 아는 것.
활기차고 생기 넘치며 가진 것을 나누고 다른 사람을 도울 때 우리는 이미 부자다.

이제 나는 풍요가 나에게로 흘러 들어와 세상 곳곳으로 퍼져나가리라고 믿는다.

기 여

기여 사전적 뜻 : 도움이 되도록 이바지함.

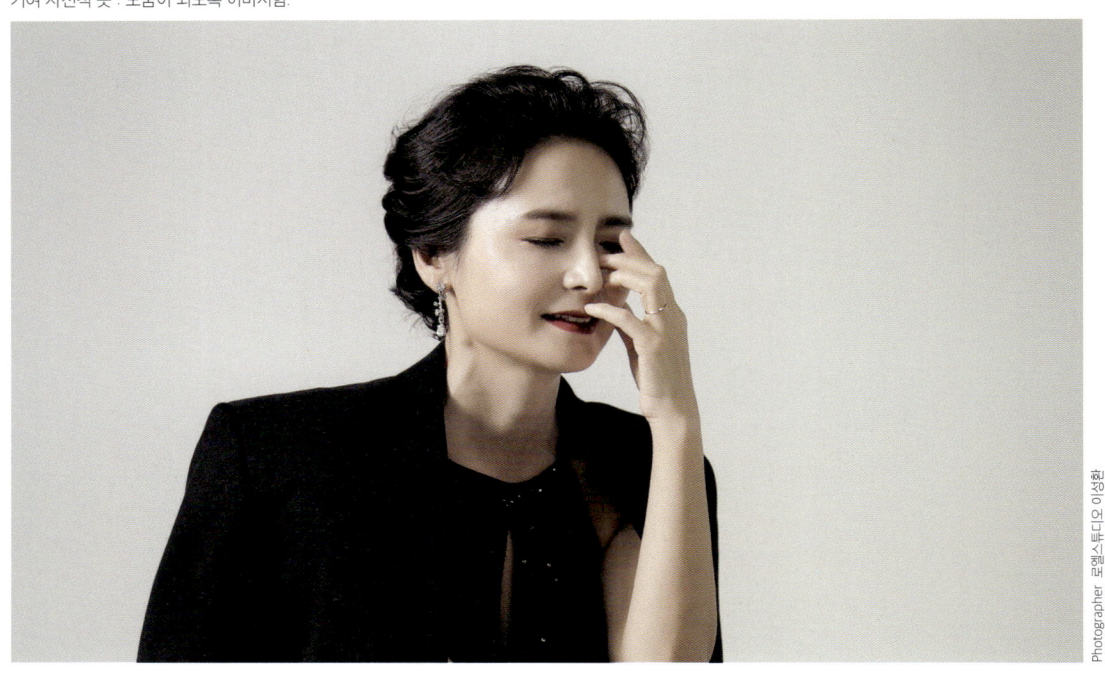

Photographer 모델스튜디오 이성헌

내가 나를 사랑할 때 비로소 알게되는 세상에서 내가 해야할 일

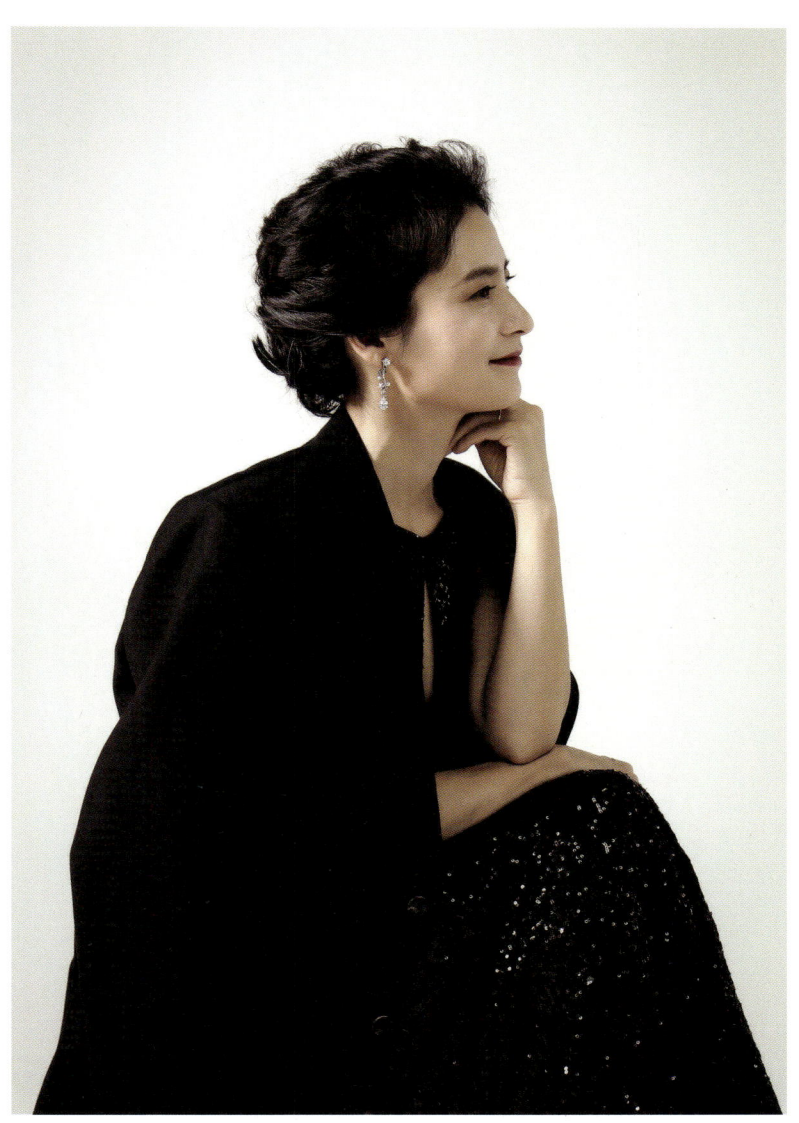

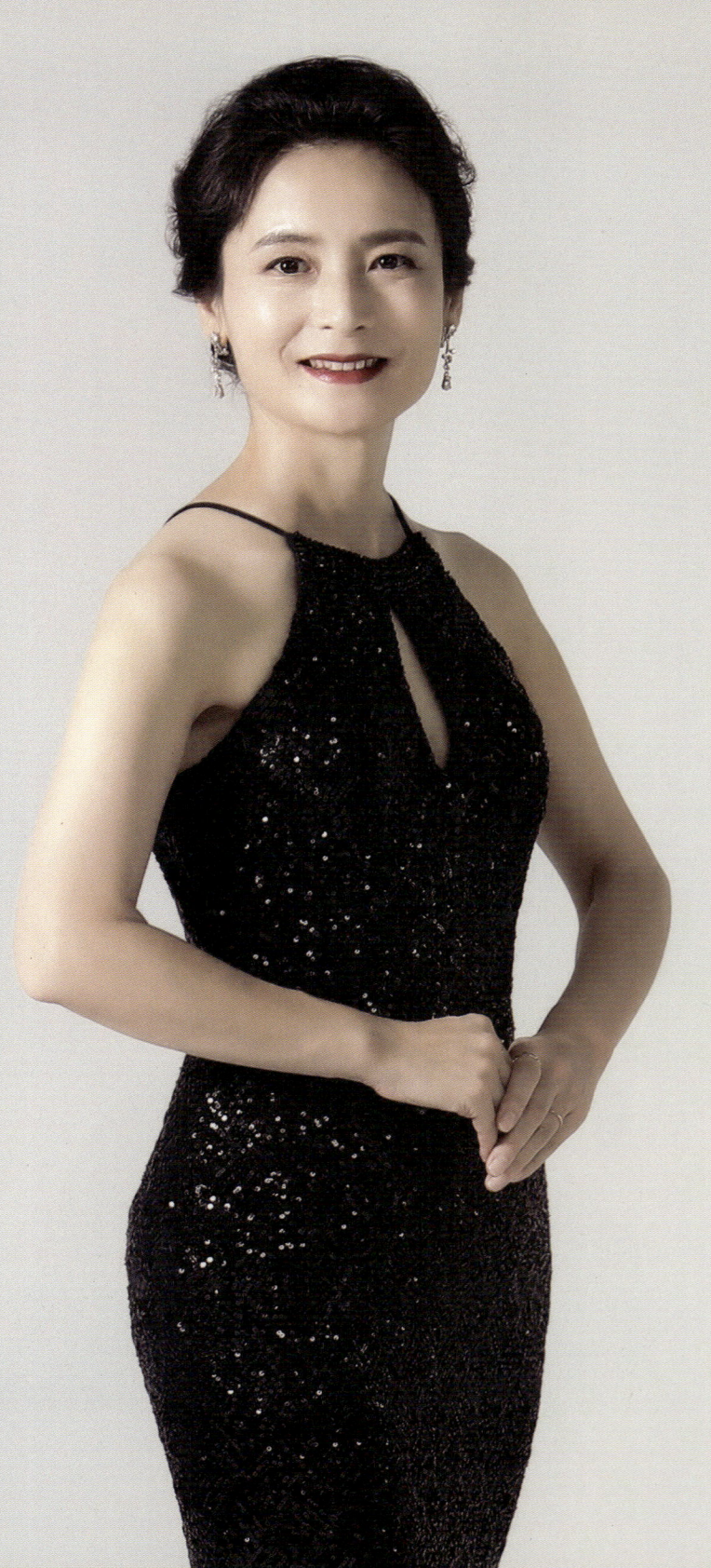

우리는 자신의 삶을 온전히 책임질
의무가 있다. 내 생각이 행동을, 행동이
습관을, 습관이 운명을 만든다고 한다.
운명은 내가 만들고 창조하는 것이라고
이제는 믿는다. 지금 어떠한 상황에 처해
있다하더라도 불행을 행복으로 바꿀
것인지, 행복을 불행으로 바꿀 것인지는
나의 몫이다.
우리는 모두 자기 운명의 설계자이다.
나는 내 인생의 영화 감독이며 주연이다.
나는 생각이 만들어 낸 창조물이다.
그러므로 두려움과 불안에 나를 가둔 채,
빛으로 나아가지 못할 이유가 없다.

암의 두려움에서 벗어나 온전한 나로
다시 일어서고 싶었다. 내가 하고 싶은 일,
나를 기쁘게 하는 일, 하면 신나는 일을
찾으면 된다. 내가 잘 할 수 있는 일을
만나면 그것은 예감, 직관, 영감의 형태로
나에게 신호를 보낼 것이다. 주변에 나와
뜻을 같이 하는 사람들도 만나게 될 것이다.
신나는 일을 하면 내 몸이 건강하게 되고
활기차게 될 것이다.

우리가 가장 사랑하고 돌보아야 할 사람은
자신이다. 먼저 자신을 사랑하고 자기답게
활짝 꽃을 피울 때, 우리는 세상으로 초대를
받을 것이다. 그것은 마더 테레사가
인도 캘거타의 거리에서 많은 행려병자들을
만난 것과 다르지 않다. 그녀는 자신을
사랑했으며 그 사랑으로 말미암아
세상에서 가장 가난한 거리로 초대 받은
것이다. 내가 나를 사랑할 때 세상에서 내가
할 일이 무엇인지 스스로 알게 될 것이다.

우리가 이 세상에 온 목적은 행복하기
위해서이다. 우리가 궁극적으로 행복해지기
위해서 변화와 성장이 필요했으리라.
사람에게서 어둠보다는 빛을 볼 수 있는
안목, 긍정적인 생각으로 주변 사람들을
축복할 수 있는 포용력, 인생에서 만나는
어떤 사건 속에서도 깊은 의미를 끄집어낼
수 있는 지혜, 어떤 한계나 역경 속에서도
나답게 꽃 필 수 있는 재능으로 세상을 더
나은 곳으로 만드는 것이 내가 살고 싶은
삶이다. 죽음을 먼저 떠올리게 되는 암을
극복하고, 어떤 질병에서도 우리는 치유될 수
있음을 보여 주는 살아있는 희망이 되어,
고통의 시간들이 성장을 위한 기회였음을
고백하는 증인이 되고 싶다.

내가 나다워지고 용기있게 살아갈 때 저절로
빛이 나고 세상에 도움이 될 것이다.

ⓘ 나만의 건강 습관

10분 명상

요양병원에서 명상을 새롭게 알게 되었다. 명상이라 하면 그저 가만히 앉아서 생각을 비우는 일이라고만 생각했는데, 내가 일상에서 행동하는 모든 순간에 명상이 가능하다. 가령, 내가 밥을 먹을 때 씹는 일에 집중하면서 명상을 할 수 있고, 걸을 때는 내 발걸음에 생각을 집중하며 명상을 할 수 있다. 운동을 하거나, 몸을 활동적으로 움직일 때는 더 적극적인 명상이 가능하다.

아침에 잠에서 깨어 하루를 시작하면서 나는 감사기도, 발끝치기, 몸 만나기 등을 하며 10분 명상을 한다. 몸 만나기는 가만히 누워서 내 머리, 어깨, 팔, 배, 다리, 발 등을 섬세하게 살피는 일이다.

스티브 잡스는 요가 난다의 『영혼의 자서전』을 읽고 명상을 꾸준히 하면서 그의 창조성이 발현되었다고 한다. 나 역시 명상을 하면서 내 삶이 또렷해지는 경험을 했다. 명상 전에도 물론 나는 열심히 살았다. 그러나 알맹이 없이 공허한 느낌이 있었다. 지금은 목표와 방향성이 생겼다. 일상 속에서 늘 잔잔한 행복을 느끼며 사소한 것에 변명하지 않게 되었다. 이건 내 삶의 목표가 명확해졌기 때문이다.

난 지금 새로운 삶으로 나아가고 있다. 나와 같은 암 환우들을 대상으로 하는 전문 코치가 되고자 한다. 경험자로서 그들의 무한한 가능성을 끌어내 주고 싶다.

- **나에게 명상이란?**
- 하루를 어떻게 보낼 것인지 목표를 세우고 방향을 정하는 시간.
- 온전히 현재에 머무르기, 명확하게 바라보기, 판단 내려놓기, 평온한 마음 갖기, 자신을 존중하기, 그리고 불안과 두려움에서 놓여나기.
- 어디에서 무엇을 하든 매 순간 깨어있으며 나를 알아차리기.

독서

나에게 독서는 변화의 시작점이다. 명상을 배우기 전까지는 책을 읽기만 하면 끝이었다. 명상을 배운 후 독서는 배운 지식에 대한 명상으로 이어지고, 명상을 통해 일상 속에 적용하는 데까지 이어졌다. 이렇게 실행하는 독서는 내 삶에 어마어마한 힘이 되었다.

특히, 데이비드 호킨스 박사의 책을 읽고 많은 영향을 받았다. 그는 '집단의식수준'이 높은 국가의 국민일수록 삶을 '살아 볼 만하다'라고 느낀다고 했다. 그런데 이 집단의식 수준은 '의식 수준이 높은 5%'에 의해 결정된다. 의식 수준이 높은 사람들은 인류에 기여하고, 창조하고, 변화와 성장을 일으킨다. 그럼 나도 그렇게 살아봐야겠다고 결심했다.

마이클 싱어의 책 역시 내게 많은 힘이 되었다. 마이클 싱어는 요가 난다를 자신이 사는 플로리아 공동체에 초청한 사람이었다. 호킨스 박사의 책을 읽고 나서는 그 스승인 레스터 레븐슨의 『세도나 마음혁명』을 찾아 읽었다. 이렇게 꼬리 잇기처럼 이어진 독서는 내가 가진 틀을 깨고 더 큰 성장의 세계로 나를 이끌었다. 긍정적인 생각이 긍정적인 일을 끌어들인다는 것도, 그래서 생각습관과 마음습관이 중요하다는 것도 모두 독서를 통해 알게 된 것들이다. 독서는 꿈을 현실로 만들어 주는 강력한 수단이라고 믿는다. 나아가, 생명을 살리고 주변에 선한 영향력을 미친다.

- **꾸준히 독서를 이어가는 방법**
- 내가 관심 있는 분야, 알고 싶은 분야의 책을 먼저 읽어본다.
- 1년에 100권 읽기에 도전해 본다.
- 책을 읽고 깊이 와닿는 부분은 일상에서 꼭 실행해 본다.
- 독서를 통해 자기 분야의 전문가가 되어 본다.

일러스트 조현정

알아차림

마음으로 깊이 느끼고 생각하고 이를 실행해 나가는 독서를 하면서 '알아차림'의 중요성을 깨닫고 적용하게 되었다.

내 의식을 알아차리고 두려움을 거둬들여 내 몸과 마음의 주도성을 획득하는 일이 곧 '알아차림'이다. 알아차리면 스스로 몸과 마음을 조정하고 통제하는 힘이 생긴다. 이로써 내 의식은 현상 너머에 있는 가능성을 끌어올 수 있다. 결국 '내 안에 답이 있다.' 이렇게 나는 몸과 마음의 주도성을 획득함으로써 부정적인 생각을 흘려보내고 즉시 긍정을 선택한다.

간헐적 단식은 몸을 비우는 것이고, 명상은 마음과 생각을 비우는 것이다. 비우면 명료해지고, 또렷해진다. 이 상태에서 '알아차림'이 일어난다. 즉, 자신의 삶에서 현재 일어나고 있는 중요한 현상들을 방어하거나 피하지 않고 있는 그대로 지각하고 체험하게 되는 것이다.

자신의 '진정한 자아(참나)'를 깨닫고 지금 일어나는 생각과 감정이 '진정한 자아'가 아님을 알고 즉시 내려놓으면 우리는 우리 안에 또 다른 '위대한 나(참나)'를 발견하고 그것을 깨울 수 있다.

- **알아차림이란?**
자신이 자신의 몸과 마음을, 생각과 감정, 기억과 감각을 '알아차리는' 주체가 되는 것이다.

- **알아차림의 방법**
- **집중** : 아침에 잠에서 깨어날 때, 세수할 때, 밥을 먹을 때, 걸을 때, 누구와 이야기 나눌 때 등 모든 일상의 순간에 내 생각과 감정, 말과 행동에 집중한다.
- **관찰** : 나를 한 걸음 떨어져 타인을 바라보듯 관찰하고 발견해 본다.
- **조정(통제)** : 나 자신이 객관화되면 순간의 감정, 생각에 얽매이지 않고 온전한 방향으로 조정할 수 있게 된다.
- **주도** : 이것이 곧 알아차림이다. 이로써 매 순간 '진정한 나(참나)'로서 살게 되며 내 몸과 마음의 주도성을 갖게 된다.

미용고사

'미용고사'는 호오포노포노의 실행법이다. 호오포노포노는 '미안합니다. 용서하세요. 고맙습니다. 사랑합니다.'라고 되뇌이면서 지금 이 순간, 자신이 어떤 삶을 살고 있는지 알아차리고 정화하는 행위이다. 이 역시 책을 통해 알게 된 것인데 우리 유전자 속에는 인류가 쌓아온 무의식이 깃들어 있다. 그래서 모든 것은 우연인 것 같지만 필연이다. 이 원리를 알면 우리가 모두 연결되어 있고 나에게 책임이 있다는 것을 깨닫게 된다. 내 생각과 말이 이 우주, 인류의 삶에 기억되기 때문이다.

그래서 어떤 사건이나 사람에게서 받은 상처를 미움과 원망으로 돌리기보다 '미안합니다. 용서하세요. 고맙습니다. 사랑합니다.'로 정화하여 새롭고 긍정적인 에너지로 바꾸는 일은 지금뿐 아니라 다음 세대를 위해서도 중요한 실행이다.

사실, 어떤 문제를 자세히 들여다보면 그 문제 자체가 심각하기보다 각자의 해석이 극단적이고 치명적인 경우가 더 많다. 하루에도 여러 번 알아차리고 그 모든 순간마다 '미용고사'를 하면 부정적인 생각에서 긍정적인 생각으로 전환을 일으킬 수 있다.

- **미용고사 실행법**
- 일상 속에서 힘들거나, 부정적 생각이 들거나, 상처받는 등 어떤 현상에 대해 내 감정과 생각이 남다르게 일어날 때, 그때를 알아차리는 게 먼저다.
- 알아차림이 일어나면 곧 다음 순서대로 나에게 말한다. '미안합니다, 용서하세요, 고맙습니다, 사랑합니다.'

* '나만의 건강습관'에 소개된 내용은 저자의 주관적인 견해임을 명시합니다.

나만의 건강 습관

냉온욕

처음 냉온욕을 하게 된 건 겨울이었다. 겨울에 느닷없이 암 환자에게 냉탕에 들어가라고 하니 너무 당황스러웠다. 그래도 한 번 해보자 하는 마음으로 냉탕에 들어갔다. 들어가자마자 머리가 쨍하고 깨어나는 느낌이 들더니 곧 머리가 놀랄 만큼 가벼워지는 경험을 했다.

암은 교감신경과 부교감신경의 불균형에서 온다고 한다. 냉온욕은 긴장과 이완을 반복하여 몸의 균형을 찾는 요법이라 할 수 있다. 피부의 모세혈관들이 확장과 수축을 반복하고 모세혈관이 열렸다 닫혔다 하면서 혈액순환에 도움을 준다. 혈액순환이 잘 되면 피부에 영양과 산소를 충분히 공급하여 내분비 기능이 활성화되며, 호르몬 흐름을 좋게 하여 노폐물 배출도 잘된다는 게 냉온욕의 원리다.

코로나19 시국이 시작되면서 사우나를 갈 수 없게 되어 지금은 냉온욕을 하지 못하고 있다. 그전까지는 출근 전 꼭 사우나에 들러 30분씩 냉온욕을 해왔다. 어서 코로나19에서 벗어나 다시 냉온욕을 하고 출근하는 일상으로 돌아가고 싶다.

· **냉온욕 하는 방법**
- 냉탕은 14도에서 15도 정도의 물이 적당하다.
- 온탕은 41도에서 43도 정도의 온도가 적당하다.
- 냉탕 온탕을 오가며 1분씩 몸을 담근다.
- 이렇게 8냉 7온을 하면 된다.

족욕

기분이 상하는 일이 있거나 신경 쓰이는 일이 있으면 잠을 못 자는 편이었다. 그러러니 살다가 암이 왔고 잠을 잘 자는 게 중요해졌다. 숙면은 면역력을 높이는 데 중요한 역할을 하기 때문이다. 그래서 족욕을 시작했다. 저녁마다 잠자기 직전에 20분 정도 족욕을 하면 땀이 흐르고 머리끝까지 열이 확 오르는 경험을 하게 되는데 그야말로 온몸에 혈액순환이 제대로 된다는 느낌이다. 이렇게 족욕을 하자마자 잠자리에 드니 푹 잘 수 있게 되었다.

물론, 신경 쓰이는 일이 있으면 잠이 들었다가도 새벽에 깰 때도 있다. 그래도 족욕을 하자마자 잠자리에 들면 잠이 금방 드니 예전보다는 숙면을 취하게 되었다.

· **족욕 방법**
- 물의 온도를 40~42도 정도에 맞춘다.
- 정강이가 살짝 잠길 정도까지 물을 받는다.
- 발을 물에 담그고 20분 정도 시간을 보낸다.

· **족욕의 효능**
- 혈액순환을 도와 발의 부종을 제거하여 발의 피로를 풀어준다.
- 숙면을 도와준다.
- 노폐불을 제거하여 피부의 탄력과 수분을 높여준다.
- 두통이 완화되며 두피가 건강해진다.

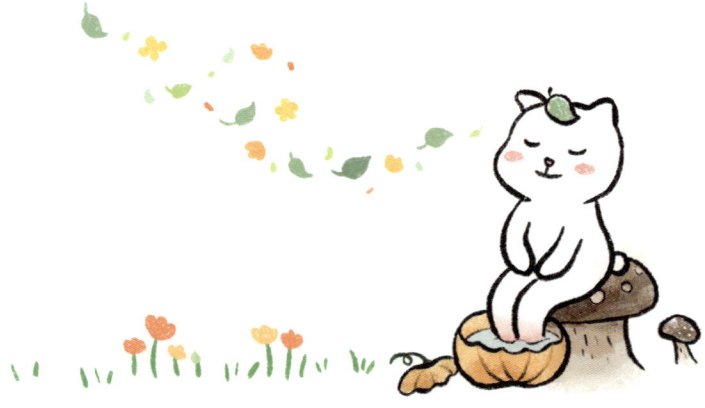

일러스트 조현정

풍욕

풍욕은 프랑스의 샤를 로브리 박사가 창안한 요법으로 말 그대로 '바람 목욕'이다. 창문을 열고 옷을 속옷까지 모두 벗은 상태에서 이불을 덮었다 들추기를 반복하면서 피부를 자극하여 해독하는 방법이다.

몸의 해독 기관은 폐와 간, 콩팥, 피부가 있는데 폐와 간, 콩팥은 해독하는 데 시간이 걸리지만 피부는 비교적 해독이 빠르다고 한다. 풍욕은 피부 호흡을 통해 독소 배출, 자율신경 강화, 면역력을 증진시키는 요법이다.
처음 요양병원에서 병실 안의 사람들이 있는 데서 옷을 벗고 풍욕을 한다고 했을 때는 너무 이상하다고 생각했다. 그래도 침대에 누워있는 상태에서 이불만 덮었다 들췄다 하는 방식이어서 생각만큼 이상하지는 않았다.

사실, '이런 요법이 얼마나 효과가 있을까?' 의심스럽기도 했다. 그러나 독서를 통해 지식이 쌓이고 그 근거가 명확하다는 것을 알게 되면서 믿음이 생겼다. 우리는 약을 먹어도 약의 효과를 느끼지 못한다. 못 느끼지만 내 몸에 어떤 작용을 일으킨다. 풍욕도 마찬가지다. 오히려 인위적이고 표면적인 약치료보다 내 몸 스스로 치유를 일으키는 방식이 더 근원적이며 능동적이라고 판단했다.

풍욕은 아토피 같은 피부병을 앓고 있는 사람이나 암과 같은 난치성 만성병에 좋다고 한다.

• 풍욕 방법
- 풍욕은 식사나 운동, 목욕 후에는 1시간 간격을 두고 해야 하고, 하루 최대 11번까지 할 수 있다.
- 풍욕은 아침에 일어나자마자 하면 좋다. 누운 상태에서 20초 동안 옷을 벗은 채로 이불을 들추고 있다가 1분 동안은 이불을 덮고 편안히 있는다.
- 다시 이불을 들추어서 30초 동안 있다가 1분 동안 이불을 덮는다.
- 이렇게 옷을 벗고 이불을 들추는 시간을 10초씩 늘려가다가 120초까지 하면 풍욕이 끝난다.
- 총 30분 정도 진행한다.

간헐적 단식

간헐적 단식은 해독프로그램의 일종이다. 암 이전에도 해독프로그램은 알고 있었지만, 왜 필요한지는 알지 못했다. 살이 찐다는 건 독소가 쌓이는 것이다. 그간 나잇살이라고 생각했던 것이 독소가 쌓이는 현상이라는 걸 알고부터 해독프로그램의 필요성을 깨닫게 되었다.

처음 4일 동안 선식과 두유를 먹고, 5일째부터 점심만 먹는 생활을 21일 지속했다. 그 후 간헐적 단식을 실천했다. 이렇게 6개월을 지속하자 15kg이 줄었다. 쉽지 않은 실행이었다. 배가 고플 때는 따뜻한 물이나 차를 마시며 견뎠다. 일정 시간이 지나면 배고픔도 사라졌다.

감량 후로는 몸이 가벼워지는 느낌이 들었고, 내가 내 몸에 대한 결정권을 갖게 되었다는 뿌듯함을 느꼈다. 면역력이 높아지는 데 도움을 받는 것뿐만 아니라 몸에 대한 주도성을 갖게 되었다는 인식이 큰 수확이었다.

『절제의 심리학』에서는 먹는 것에 감정이 많이 묻어있다고 한다. 술을 절제하지 못하는 것은 감정 절제가 안 된다는 의미와 같다. 먹는 것을 잘 절제하면 모든 일에 절제가 수월해진다. 그래서 수행과 연결된다. '그가 먹는 게 곧 그의 정체성이다'라는 말이 있다. 나는 어떤 사람인지 내가 먹는 것, 먹는 방식에서 알 수 있다.

• 간헐적 단식 방법
- 아침 식사를 하지 않고 12시 점심 식사를 첫 끼로 한다.
- 저녁 식사를 8시 이전에 끝내도록 한다.
- 이렇게 하루에 8시간 동안 식사를 하고 16시간 동안 단식을 한다.
- 점심과 저녁 사이에 간식은 되도록 절제한다.
- 16시간 공복이 유지되는 동안 우리 장의 효소가 소화에 쓰이지 않고 대사에 쓰여 몸에 들어온 세균이나 바이러스와 싸우는 데 쓰인다.
- 이는 우리 몸의 면역력을 유지하는데 큰 도움이 된다.

* '나만의 건강습관'에 소개된 내용은 저자의 주관적인 견해임을 명시합니다.

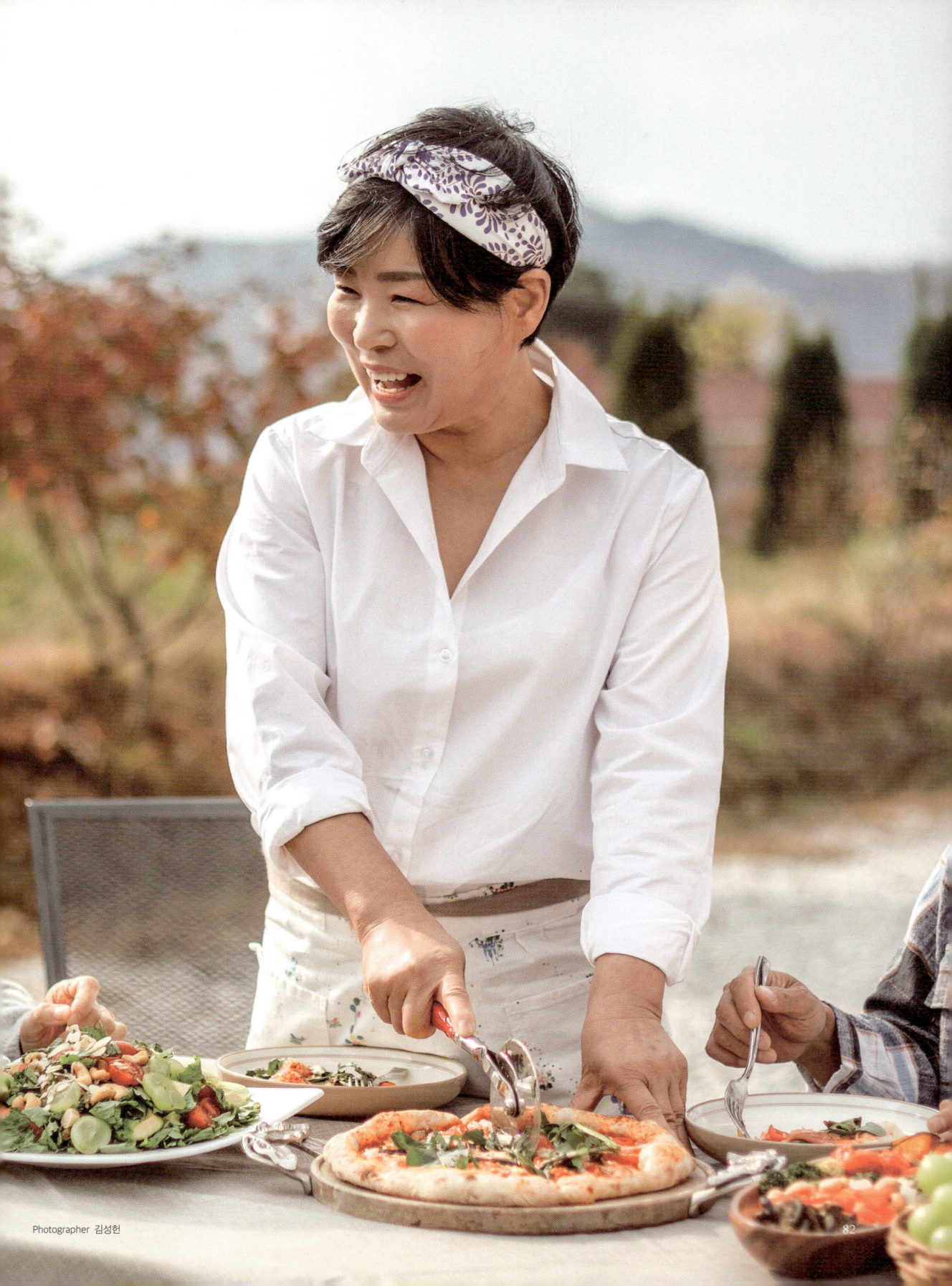

그의 과거
- 진단명 : 난소암 4기 말
  흉부, 대장, 비장 전이
- 수술 일자 : 2020년 5월
- 치료 과정 : 6차 항암치료
  표적 항암 치료제
  복용중

그의 현재
재충전! 모두가 잠든 이른 새벽 4시 30분. 전날 노곤했던 육체는 침묵의 강을 건너 새롭게 깨어난다. 여명(黎明)과 인사하며 힘차게 첫발을 내딛는다. 절망과 공포의 수렁을 벗어나 희망과 감사에 입 맞추며 1만보쯤 걷고 나면 알게 된다. 아! 내가 살아있다. 인생 2막 내 삶의 주인은 바로 나다.

그의 미래
'암' 이라는 불청객이 어느 날 나를 찾아왔다. 유약한 존재인 인간에게 소리 없이 찾아온 한계상황(限界狀況)에서도 끈질긴 생명력으로 추운 겨울 이겨내는 인동초(忍冬草)처럼 작열하는 햇빛을 이겨낸 대추 한 알처럼 잘 견디고 버텨내어 후배 암 환우들과 함께 손 잡고 나아갈 소망의 끈을 전달하는 이야기꾼이며 영적인 저술가로 살고 싶다.

날마다 변화를 꿈꾸는 아미, 김 영 란

파파실 언덕

파파실 언덕 사전적 뜻 : 해발 550미터 바람과 사람이 함께 지은 집.

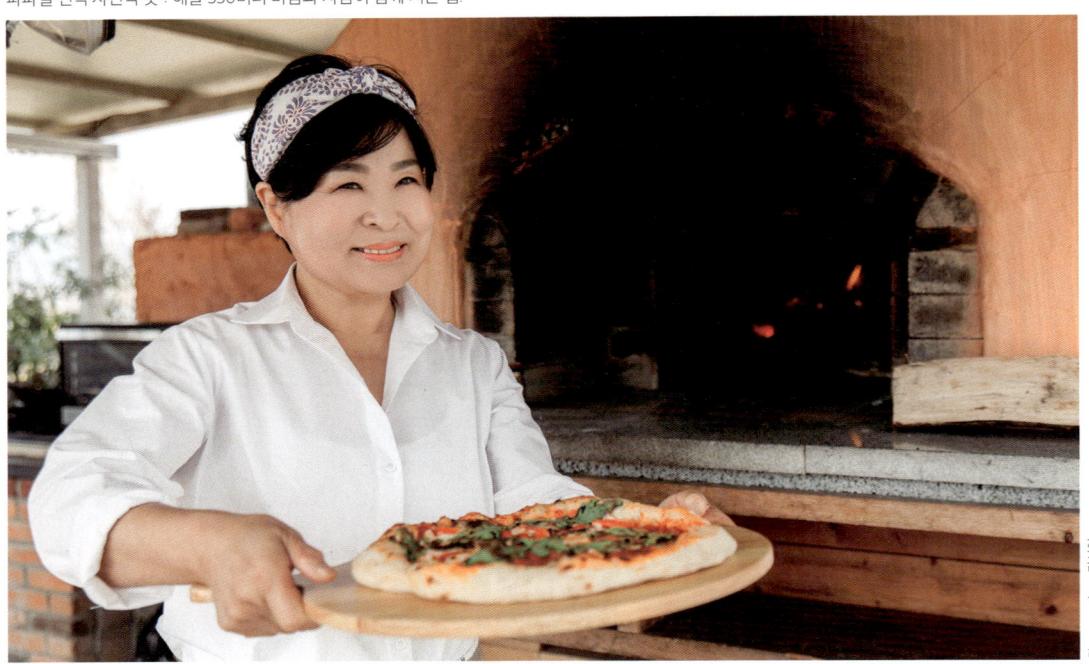

영혼의 쉼표! 파라다이스

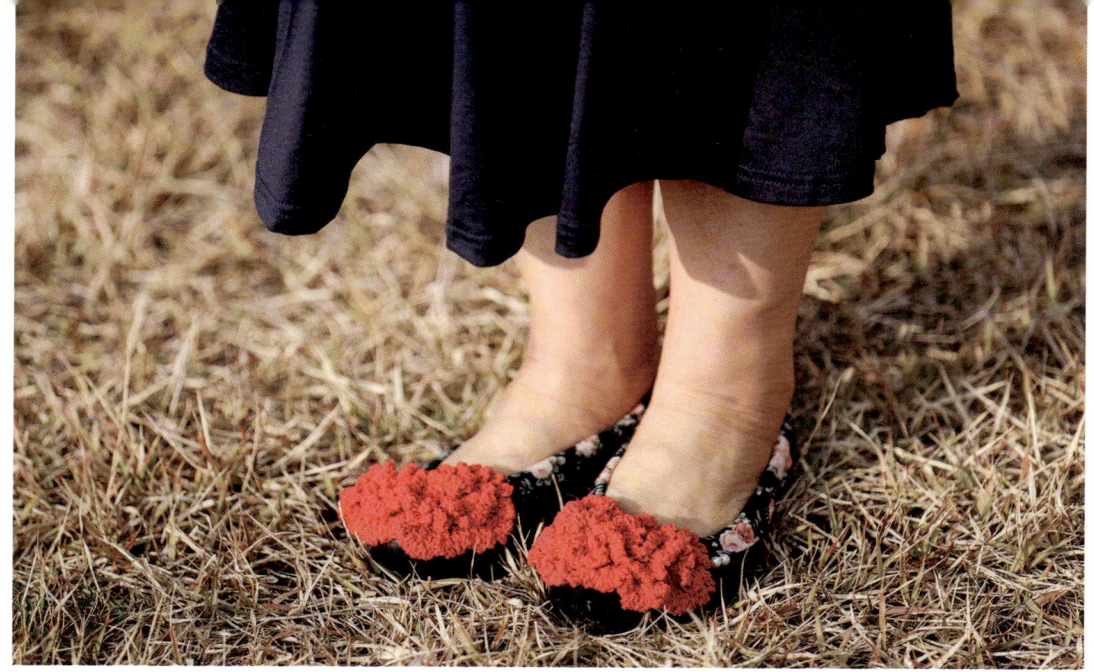

전북 장수군 덕유산을 배경으로 해발 550미터에 자리 잡은 파파실 언덕에는
1만여 평의 너른 대지에 빨간 서양 기와집이 덩그러니 자리 잡고 있다.
햇볕은 따스하고 공기는 청량하며 덕유산 계곡 맑은 샘물은 시원하다.
계절마다 다양한 꽃과 열매가 피었다 지기를 반복하며 멋진 볼거리를 선사하는 곳.
주변 마을과는 100미터 이상 떨어진 은신처로 지친 육체와 영혼이 편안히 쉬며
질병을 이겨내기에 충분한 천혜의 자연환경이 준비되어 있는 쉼터이다.

동쪽 하늘을 물들이는 여명(黎明) 빛이 바랠 때 쯤 따사로운 햇살이 나의 이마를
간지럽히듯 떠오르고, 싱그러운 바람은 나의 목덜미를 훑고 지나간다.
손끝으로 만져지는 촉촉한 이슬이 말라갈 때 쯤엔 온갖 새들의 지저귐이 귓가에 들려오고
나는 한 마리 나비처럼, 밤하늘 수놓은 반딧불처럼 하루 종일 춤을 춘다.

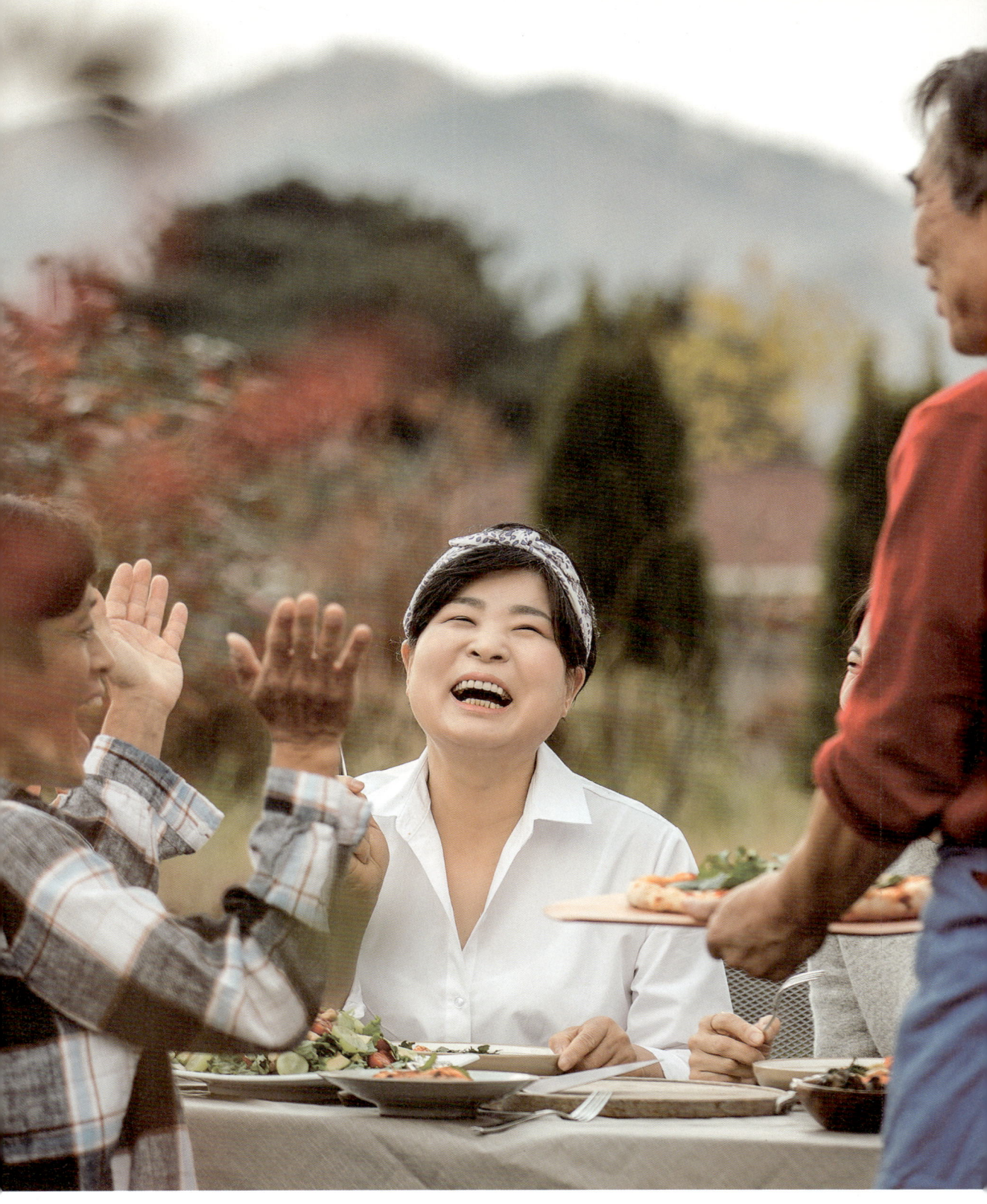

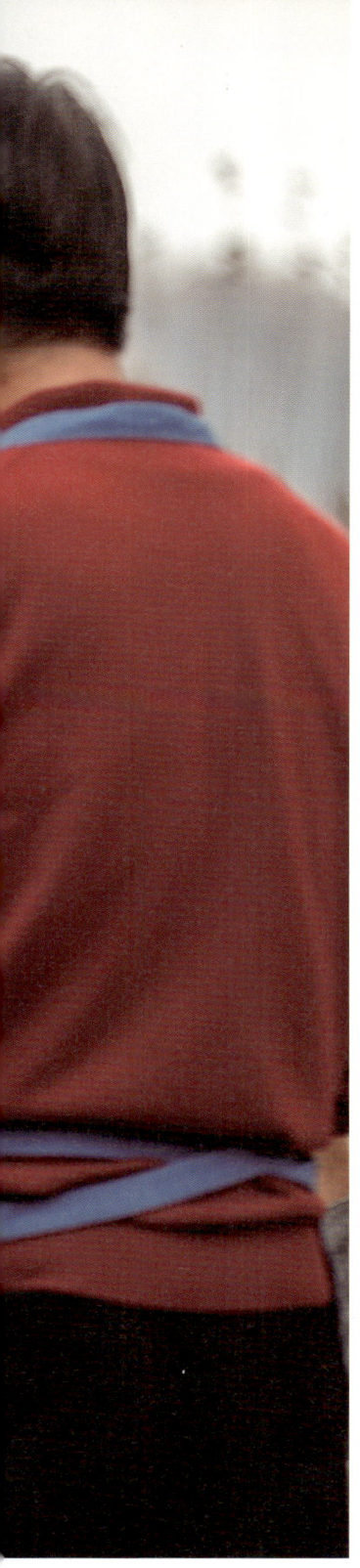

이곳에서는 매년 북 스테이가 열리고, 다양한 융·복합 학문의 토론회, 크로스오버 음악회 등 함께 하는 사람들 스스로가 주인공이 되는 인생극장이 펼쳐진다. 이들의 흥과 재미를 돋우기 위해 화덕과 정자, 양어장, 큐브, 사우나 시설, 연못, 그네, 산책로가 조성되어 있다. 모든 시설은 덤으로 제공되며 누리고 즐기려는 자의 차지가 된다.

언덕지기는 법률사무소의 유능한 변호사였으나, 55세에 모든 것을 내려놓고 지킴이(언덕지기의 아내)와 함께 고향으로 내려와 지난 10년간 이곳을 가꾸며 많은 사람들이 편안히 쉴 수 있는 공간으로 탈바꿈시켜 놓았다. 지킴이도 사회복지조리학과로 전공을 바꿔 나눔과 섬김을 실천하며 숭고하고 아름다운 제2의 인생을 살고 있다.

이곳에는 일상의 고단함으로 쇠약해진 몸을 추스를 수 있는 건강한 먹거리가 지천이다. 무공해, 무농약을 고집하는 언덕지기와 지킴이가 정성으로 가꾸는 텃밭에는 향이 강한 부추, 아삭거리는 식감이 최고인 고추, 사람을 졸리게 만드는 상추, 아삭하고 달콤한 아스파라거스가 자라고, 햇빛과 바람은 돌나물, 쑥, 고사리를 키워낸다.

언덕지기가 유투브를 보고 직접 만든 화덕에서는 세상에서 가장 맛있는 피자향이 풍겨나고, 원가를 따져보지도 않고 만드는 100% 통밀빵은 풍미가 그만이다. 지킴이는 하루 종일 종종걸음으로 직접 재배한 식재료를 다듬고, 씻어내어 유기농 무농약 밥상을 차려내느라 손에 물 마를 새가 없다. 사우나 화로에 장작불이 지펴질 때 쯤 이곳은 사랑방이 되어 다양한 주제의 이야기꽃이 불꽃처럼 피어난다. 이마와 목젖을 타고 흐르는 땀과 함께 하루의 피로가 씻겨 내리는 이곳은 모든 사람에게 '파라다이스'다.

이곳에서 쉬고 놀고 즐기다 보면 저절로 "감사합니다. 고맙습니다."가 되뇌어 지고 내 몸은 조금씩 살아난다.
이렇게 몸과 영혼이 깨어나며 치유와 회복이 시작된다.

상흔 (傷痕)

상흔 (傷痕) 사전적 뜻 : 상처를 입은 자리에 남은 흔적.

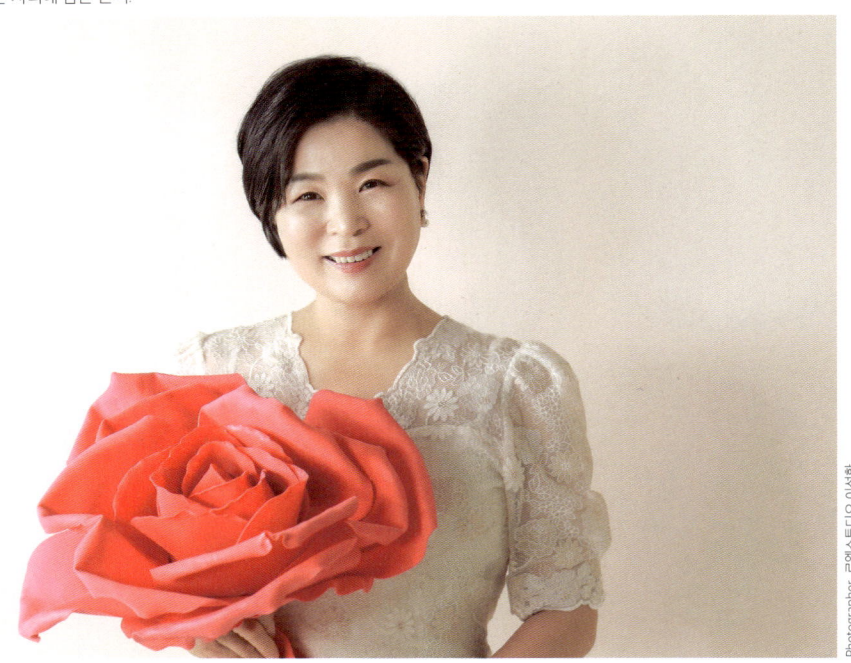

Photographer 로엘스튜디오 이성환

아픔으로 피어나는 꽃

떠오르는 붉은 태양
세월의 진한 활기 넘쳐나는 찰나(刹那),
순간 심상을 덮은 어두운 그림자가
깊이 드리운다.
한숨과 거친 바람에
흔들리고 엉켜버린 삶의 여정

한순간
짓밟힌 장미꽃처럼
찢겨지고
부서져
식탁에 머리를 처박고
억울함과 서러움으로 들짐승처럼 꺼이꺼이 울던 밤

멸시, 천대, 골고다 십자가
온갖 수모 겪으며 가신 그 길
손과 발에 못 자국
가슴에 난 창 자국
가시관 쓰신 얼굴에 흐르는 보혈의 피
그 피는 구원의 피

내 배에도 붉게 패인 칼자국
긍휼한 눈길로 싸매시니
불행은 힘을 잃고
좌절도 무릎 꿇어
산딸나무 떨기로 피어나자,
역경을 이기는 근력을 가진 자여!

살랑거리던 머리카락을 삭발하고 발가벗겨진 채 누워있다.
수술대에서 느껴지는 한기와 죽음에 대한 공포가
나를 엄습한다.
한없는 눈물이 양 볼을 타고 흐른다.

"선생님 저 수술하면 살 수 있나요?
산다면 얼마나 더 살 수 있을까요?
잘 치료받으면 완치될 수 있을까요?"

"완치는 없습니다. 암세포가 너무 퍼져 있어서 6개월 정도.
수술이 잘되어 치료 받으면 연명은 할 수 있을 것 같습니다."

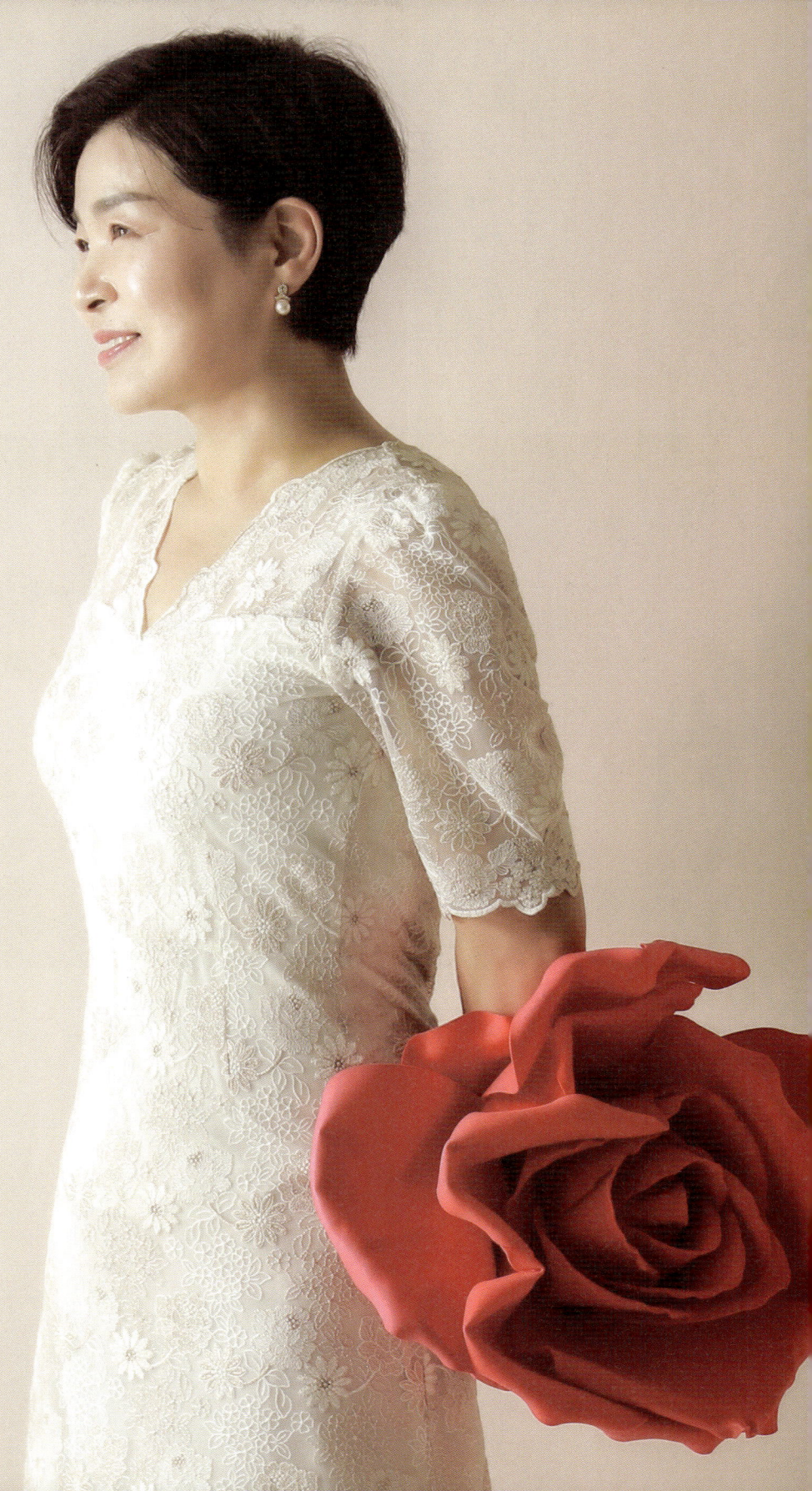

사
랑

사랑 사전적 뜻 : 인간의 근원적인 감정.

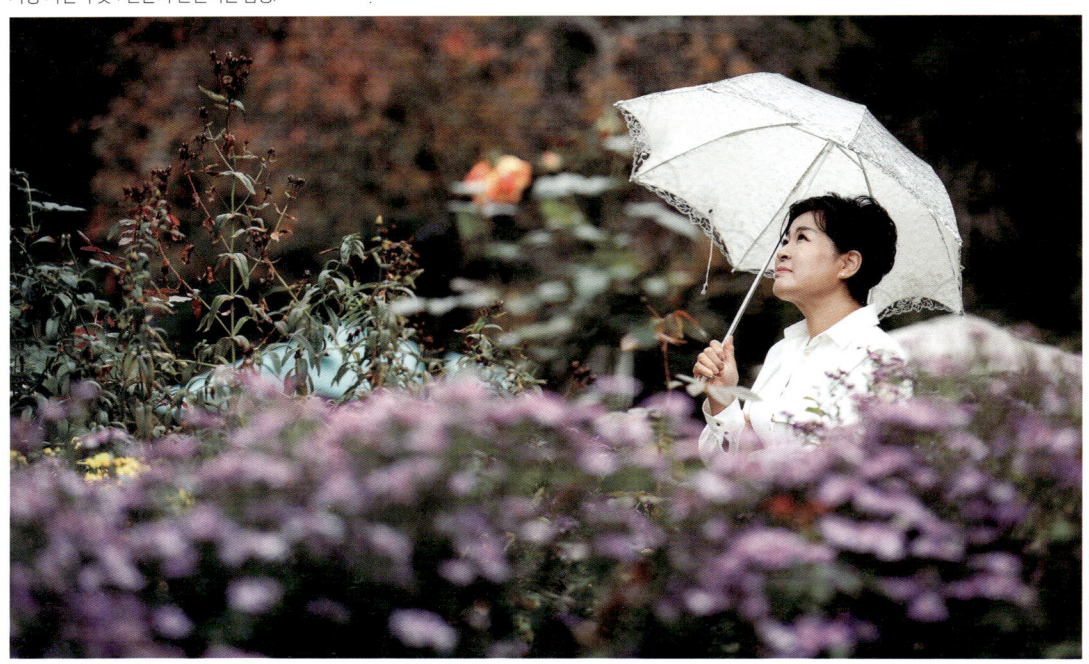

사랑받으며 태어나 사랑하며 살다가 사랑하는 사람의 품으로 돌아가는 길

논산이라는 작은 도시, 시골 마을인 부창동 152번지에서 5남매 중 외동딸로 태어났다.
앞마당에는 감나무가 많았고 대추나무, 석류나무, 온갖 꽃들이 만발한 화단에는 정겨운
유년시절의 고운 추억이 있다. 인사를 잘하는 밝은 성격 탓에 동네 어른들은 나를
'감나무 집 양념 딸' 이라고 불렀다.

호랑이 같은 성격의 할머니는 외아들로 태어나 일본에서 공부하신 아버지를 끔찍이 아끼셨고,
주변 사람들도 같은 마음으로 대하는 덕분에 아버지는 연세가 드셔도 늘 응석받이처럼
당신 하고 싶은 일은 다 하는 편안한 인생을 사셨다. 반면, 나의 눈에 비친 엄마는
어린 나이에 시집와서 많은 농사일에, 식솔들의 밥에, 인부들의 참과 식사까지 챙기시느라 손에
물 마를 새가 없으셨고, 5남매 뒷바라지와 집안의 온갖 대·소사를 챙기시느라 고단한 인생을
사셨다. 주일이면 교회 여전도회 회장으로 전도와 봉사에 앞장섰으며, 곱게 빗어 올린 머리와
깨끗한 한복차림으로 환한 보름달처럼 모든 사람들에게 칭찬과 격려의 덕담을 아끼지 않으셨다.

그렇게 어렵고 힘든 시집살이 속에서도 엄마는 나를 부를 때 마다 '사랑하는 딸',
'눈에 넣어도 안 아픈 딸' 이라고 불러 주셨다. 그래서일까? 나도 '사랑하는 딸' 이라고
내 딸을 부르는 것이 너무나 자연스럽다.

고등학교 시절 선생님과의 갈등으로 힘들어 하는 친구 편에 서는 바람에 호된 사춘기를
겪었다. 공부보다는 독서와 시작(時作)에 몰두하였고, 교회 고등부 학생회에서 만난 쌍꺼풀이
짙은 꽃미남이 눈에 들어와 반대를 무릅쓰고 스물다섯에 결혼을 하여 딸을 하나 낳아
나에게도 '엄마'라는 이름이 생겼다.

항상 나의 곁에서 나를 지켜주실 것 같던 엄마는 2019년 하늘이 유난히 푸르던 유월에 갑자기
하늘나라로 가셨다. 엄마만 의지하고 사셨던 아버지도 불과 2개월 만에 생을 마감하셨다.
거의 동시에 두 분을 보내고 난 후 이별의 슬픔과 상실의 고통은 마치 날카로운 면도칼로
난도질당한 것처럼 아팠고, 아픔이 잦아들자 어두운 그늘이 되어 가슴 깊이 드리워졌다.

엄마는 어디서 사랑을 공급받아 그토록 뜨겁게 사랑을 나누며 살다 가셨을까?
생의 초월자처럼 사셨던 엄마의 낙관성의 원천은 무엇이었을까?
오늘따라 엄마가 목마르게 그립다.

열망

열망 사전적 뜻 : 열렬하게 바람.

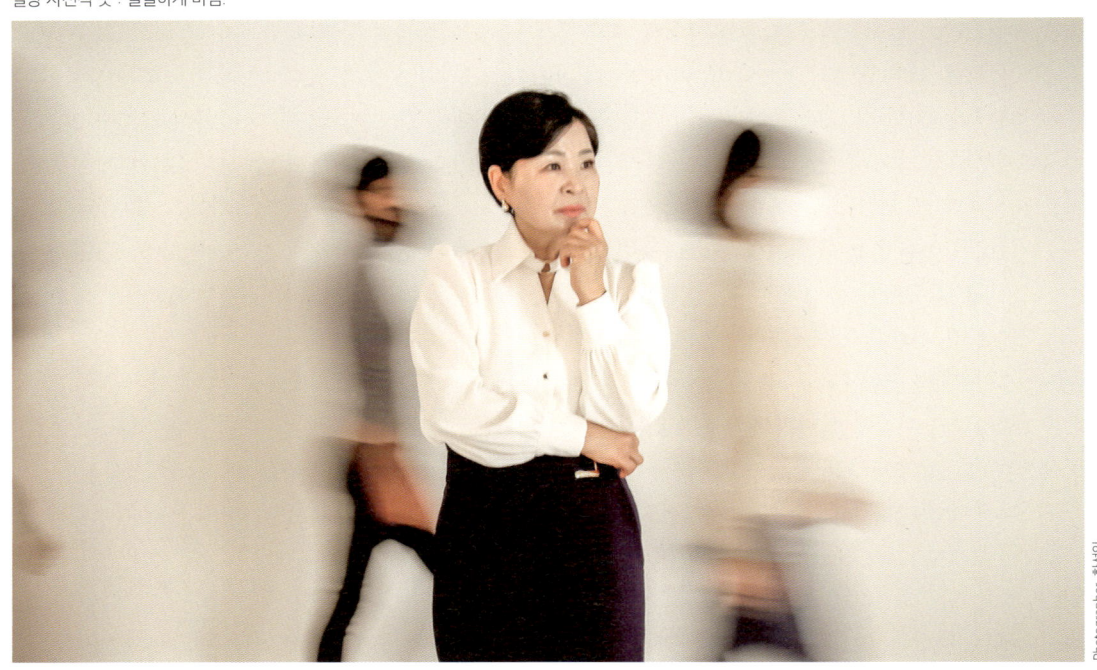

뜨거운 가슴으로 보냈던 몰입의 시간, 치열한 삶의 증표

나는 평생 단 하루도 쉬어본 적이 없는 여자, 자랑스러운 '워킹맘'이다. 하루를 분 단위, 초 단위로
쪼개어 1년 365일, 꽉 채운 스케줄을 갖는 것이 내 삶의 목표였으며 자존감의 척도였다.

나태함과 몽상은 사치다. 무사안일하게 사는 것은 삶을 낭비하는 것이므로 철저히 나에게 엄격해야 했다.
만학도로 지적 결핍을 채우기 위해 미친 듯이 책을 읽었으며, 닥치는 대로 자격증을 땄다.
이것이 내 불확실한 미래를 밝게 비춰줄 담보라고 생각했다. 누군가는 나를 '에너지 탱크'라 했고,
누군가는 내게 무시무시한 '철녀'라는 닉네임을 붙여주기도 했다.

기독교적 사명을 다하기 위해 3개월간 중국 선교 여행을 갔을 때다. 공안당국의 눈을 피해
선교사님들과 함께 했던 여정은 모든 것이 낯설고 힘든 나날이었다. 향이 강한 음식은 입에 맞지 않아
조금만 먹어도 토악질이 났고, 만주벌판의 겨울바람은 혹독하고 매서웠으며, 장시간 이동을 위해 올라탄
열차의 침대칸은 비좁았다. 하지만 조선족과 소수민족에게 복음을 전파한다는 사명감으로 아침이 되면
밝은 표정으로 찬양과 율동을 가르치는 나를 보며 선교사님들이 "와 정말 대단한 에너지 탱크야."
"철녀가 지나가니 주위의 모든 장애물이 깨지고 부서진다."라고 농을 쳤다.

그 흔한 감기도 앓았던 적이 거의 없던 나는 늘 건강을 자신했다. 사실 내 몸을 돌볼 시간도 낼 수 없었다.
유난히 불러오는 아랫배의 거북함 때문에 '나잇살이 찌나?' 의아해하며 예약했던 병원도 다른 일정이
겹쳐 3번이나 연기한 끝에 갈 수 있었다. 복부팽만이려니 하고 찾아간 병원이었는데 복수 속에 퍼져 있는
돌연변이 세포가 발견되었고, 정밀검사를 받아야 한다고 했다. 검사 결과를 듣던 날,
진솔한 의사 선생님의 말이 내 가슴을 후벼 팠다.

넋 놓고 길을 걷다 누군가에 의해 '펀치기'를 당한 것처럼 짱돌 하나가 나의 뒤통수에 내리꽂힌
기분이었다. 태양 가까이 날아오르다 날개를 붙인 밀랍이 녹아 바다에 떨어져 죽은 이카로스처럼,
앞만 보고 달려 '열정의 화신'이라 불리던 여인의 삶에 '정지', '멈춤'이라는 빨간불이 켜졌다.

불가항력적인 '쉼'으로 BC(before cancer;암 이전의 나)와 AC(after cancer;암 이후의 나)를 구분할 수
있는 지혜가 생겼다. 때로는 후회와 미련이 나를 옥죄어 오지만, 힘겹게 지탱해 왔던 삶의 무게를 조금씩
내려놓아야 했다.

'이슬 같은 여인' 마치 모 소주 회사의 광고카피 같지만, 여명의 햇살에 자신의 몸을 비춰
영롱하게 빛나는 이슬은 태양이 높이 떠오르면 그 빛을 거두고 제 몸을 맡겼던 식물에 생기를 불어넣는
생명의 씨앗이 되어 사그라진다.
이제는 이슬 같은 여인이 되어 살고 싶다.

중
보

중보 사전적 뜻 : 이웃의 고통을 위해 하나님께 두 손 모으는 행위.

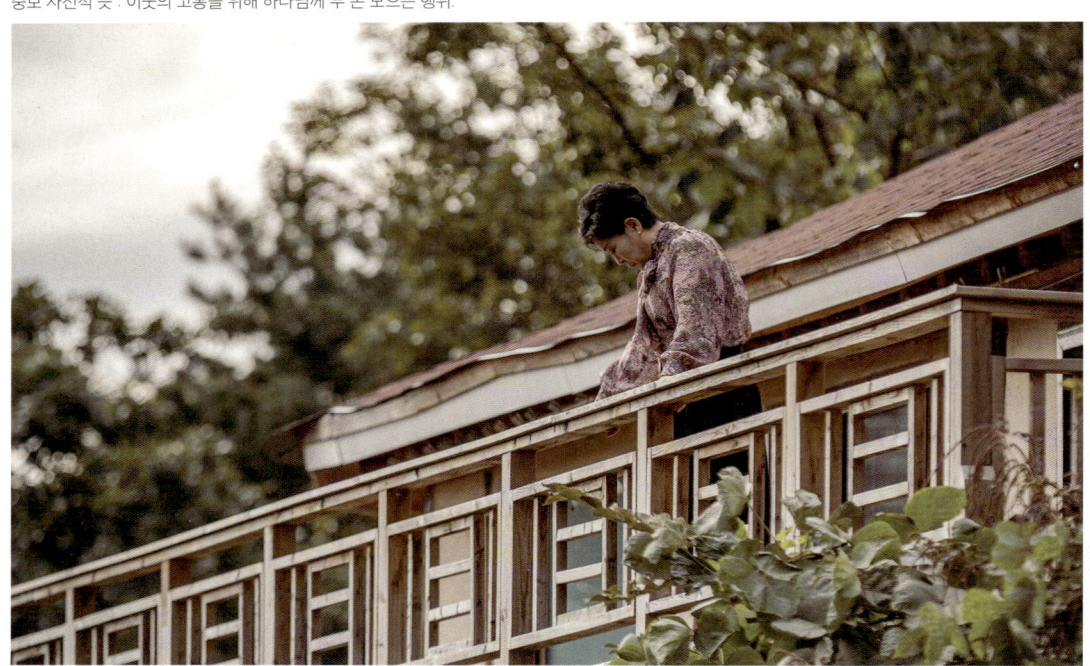

평생의 동반자 되어 나도 그렇게 살리라

주어진 인생에 최선을 다하여 살아가던 어느 날 나의 질병은 많은 사람들에게 '핫 이슈'였다.

수술날짜가 잡히고 두려움과 공포가 엄습해올 때 알게 된 것은 주변 사람들로부터
내가 많은 사랑을 받고 있다는 사실이다. 함께 관계를 맺으며 살아가던 사람들이
자신의 일인 양 기도해 주었다. 여러 곳의 중보 기도방에서 기도의 연결은 끊이지 않았고
수술실과 중환자실에서 사경을 헤매일 때 온몸으로 전해지는 중보기도의 열기가 매 순간
호흡하듯이 삶의 생기를 불어 넣어주었다. 그 중보의 힘은 마치 생수가 가득 찬 두레박과 같았다.

과연 나였다면 그렇게 할 수 있을까? 거금 일천 만원을 약값에 보태 쓰라고 대가 없이
주던 친구부터, 정말 많은 분들이 물질적, 정신적인 지원을 아낌없이 보내주셨다.
사랑이 단비처럼 감동이 폭포수처럼 쏟아지니 나는 그분들로부터 사랑의 빚을 진 자다.

수술 후 6개월 정도 지나면서 받은 사랑에 감사하여 나를 위해 기도해주신 분들과
'가디너스(God in us) 선교단'을 만들게 되었다. 찬양과 말씀, 성시 그리고 죽음 가운데서
내가 만난 하나님을 증거하는 시간은 많은 사람들에게 감동이 되었고, 단원들에게도
감격과 감사로 다가왔다. 어제와 같은 평범한 일상이 얼마나 축복된 삶인지 고백하며 예배했다.

수도 없이 죽음의 문턱을 넘어 생과 사를 건너는 사람이 많다는 것을 전하고,
걸을 수 있는 것, 볼 수 있는 것, 마음껏 먹을 수 있는 것이 얼마나 큰 축복인지 전할 때
성도들도 울었고 나도 울었다. 뜨거운 눈물을 통해 처음 신앙을 회복하는 치유집회가 되었다.
다시 살아나 이렇게 놀라운 기적을 맛보고, 간증하고, 고백할 수 있다는 모든 것이 은혜였다.

목사님 사모님은 매일 찾아와 기도해 주셨고, 저린 팔다리를 정성껏 주물러 주셨다.
이러한 큰 사랑의 힘은 수술 후 혈압과 맥박이 빨라지는 위험한 순간으로부터 지켜주었고,
항암을 이길 수 있도록 자생력을 주었으며, 기도의 은사를 생생히 체험하게 해주었다.

기도의 힘은 '여호와 라파' 치료자이신 하나님의 손을 움직였고, 살아갈 원동력이 되어 주었다.
중보는 사람을 살리는 생명의 원천임에 틀림 없다. 나도 그렇게 평생의 동행으로
중보기도자의 삶을 살아가리라.

새
벽

새벽 사전적 뜻 : 먼동이 틀 무렵.

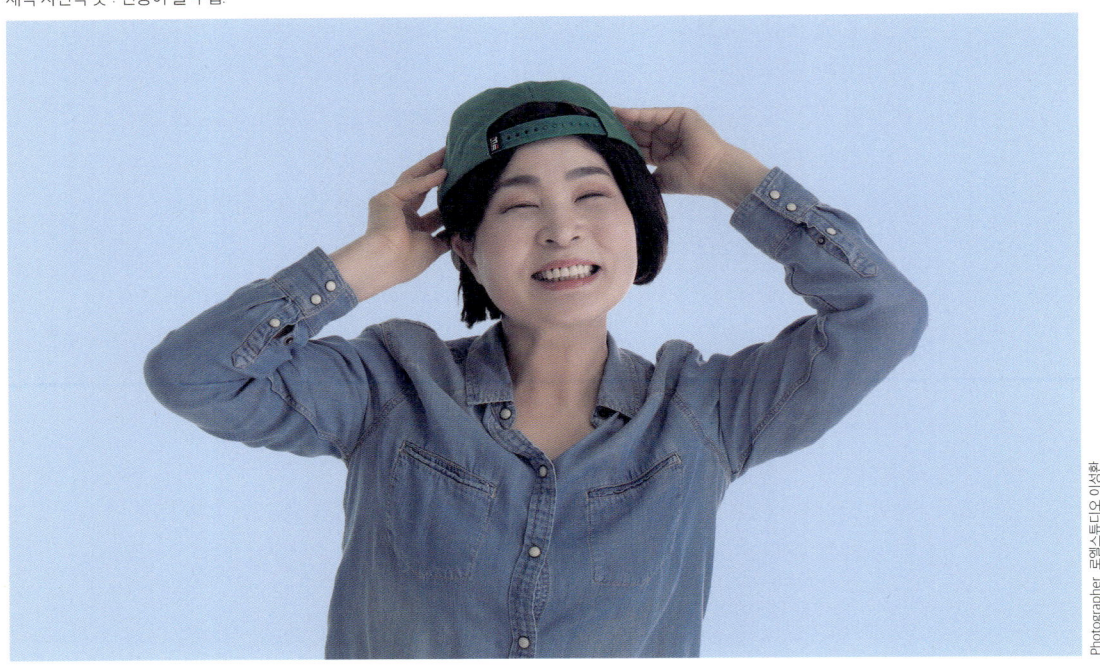

Photographer 로엘스튜디오 이성환

마음의 깃털이 가장 눈부신 나만의 시간

인간 생활의 3요소는 의(衣), 식(食), 주(住)이다.
3요소 중에서 가장 중요한 것은 무엇일까? 모든 것이 중요하겠지만
대중매체를 통해 가장 많이 접하게 되는 것이 먹거리를 만들거나,
대식가들이 엄청난 양을 먹어치우는 '먹방'인 것을 보면 먹는 것이
인간들의 큰 관심사가 아닌가 생각된다. 도시에서는 쉽게 해결할 수
있는 '한 끼'를 위해 산촌과 어촌 등을 배경으로 식자재를 구하고
그것을 조리하는 TV프로그램인 '삼시세끼'를 재미있게 본적이 있다.
삼시세끼의 뜻은 아침, 점심, 저녁의 '삼시'와 하루에 세 번 먹는
밥 '세끼'가 붙어 생겨난 합성어이다.

하지만 나는 '오시세끼'를 살아간다.
'오시'란 아침, 점심, 저녁의 삼시에 만물이 꿈틀대며 움직이는 '새벽'과
지친 하루의 일상을 마무리하며 잠자리에 들어가는 '밤'을 더하여
만들어낸 나만의 시간개념이다.

암과 친구하여 살아가고 있는 나에게는 삼시동안 감당해야 할 많은 일상이 있다.
학생들과 일반인을 대상으로 하는 온·오프라인 강의부터 일반주부와 똑같은
장보기, 음식준비, 집안 청소 등 소소한 집안일과 친구, 지인과의 만남 등
일상이 끝나가는 8시 30분이면 나는 표적치료제 '제줄라'를 먹는다.
그리고 나의 '밤'이 시작된다. 치료제의 특성상 복용 후 약간의 빈혈과
혈소판 감소에 의한 무기력증이 발생한다. 숙제처럼 하루를 마치고 나면
지친 육체는 물먹은 휴지처럼 풀어지고 휴식의 시간을 맞이한다.
때때로 나를 흔들어 깨우는 일상의 고민과 번뇌들이 머릿속을 어지럽히는 날이면
고통의 밤을 뜬눈으로 지새우기도 하지만,
하루 동안 지친 영·육간에 새로운 에너지를 채우는 시간이다.

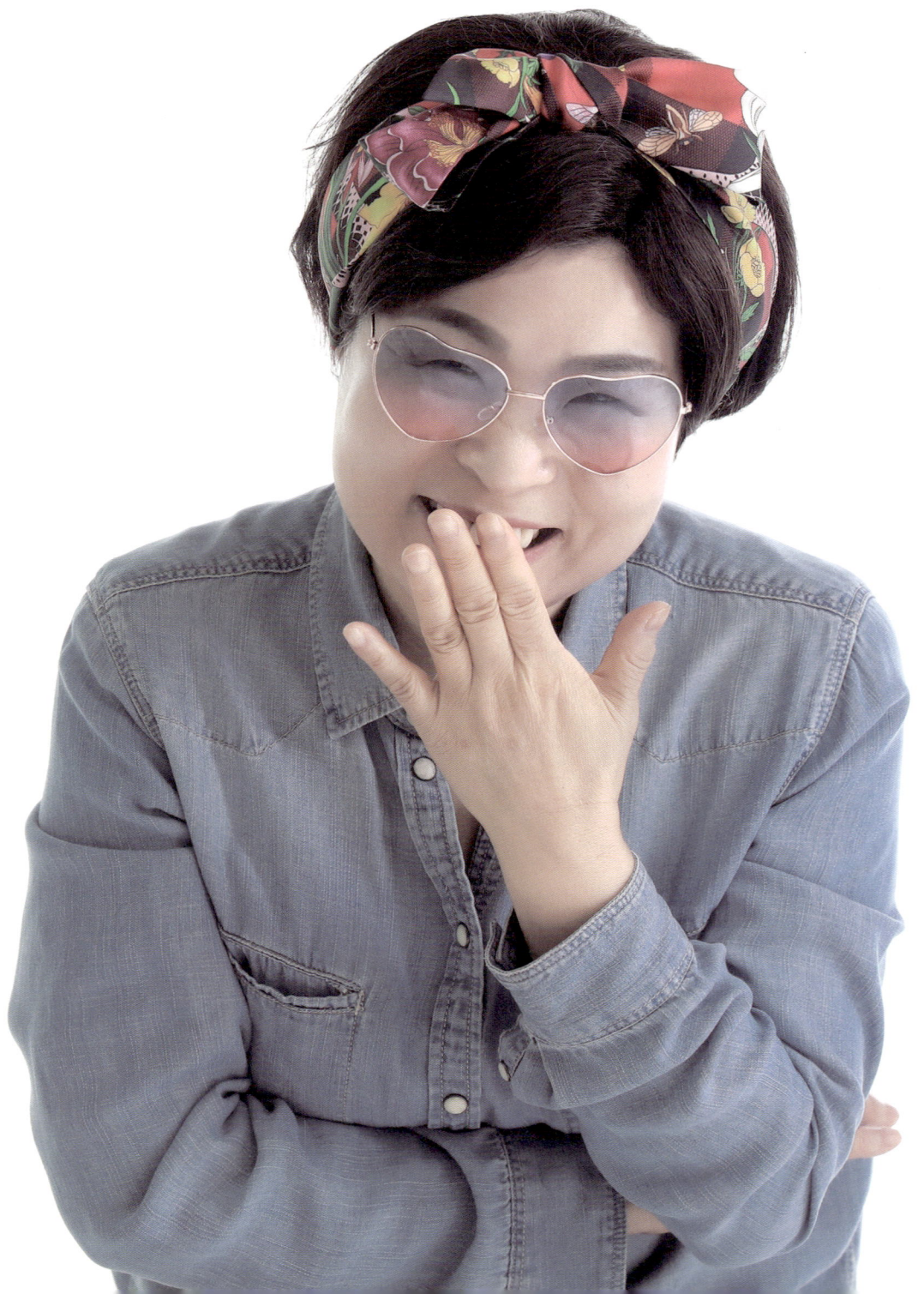

이렇게 깊은 잠에서 깨어나면 '오시' 시작을 알리는 새벽이다. 이 시간은 나에게 축제의 시간이다.
언제였냐는 듯 새로운 활력으로 나를 깨우는 새벽 5시에 어김없이 일어나 걷는다.
아직 어두운 하늘을 보면 달님과 별님이 나에게 말을 걸어온다. "잘 잤니?" 짧은 물음에도 미소가
입가에 번진다. 전날의 일상을 돌이켜 생각하며 불편했던 감정의 찌꺼기는 날려 버리고,
오늘 해야 할 일을 캔버스에 하나씩 그려 나가며 회복과 치유의 시간을 시작한다.
또한 이 시간은 스스로를 치료하는 시간이다. 호모사피엔스가 직립보행을 통해 살아남았듯이
개복수술을 통해 유발될 수 있는 '장폐색'이 일어나지 않기 위해 걷고, 면역력의 원천이 되는
허벅지의 근력을 유지하기 위해 걷고, 어깨를 쫙 펴고 당당한 모습으로 강단에서 학생들을
가르치기 위해 걷는다. 함께하는 동행지기들의 기대를 저버리지 않기 위해
나 자신을 연단하는 치료의 시간.

매일 걷는다는 것이 녹록하지만은 않다. 거친 바람이 까까머리 감추려 쓴 두건을 날려 버리던
어느 날, 그날따라 유난히 사람들이 많았고, 미처 손 쓸 틈도 없이 시냇물에 쓸려 내려가는 야속한
두건을 잡으려고 애써보았지만 허사였다. 순간 주변을 둘러보니 많은 사람들 사이에 나는 이방인의
모습으로 덩그러니 알몸을 드러낸 채 서 있었다. 차라리 어둠에 가려 아무것도 보이지 않았으면
좋으련만 유난히 밝은 햇빛이 원망스러웠다.
"제 모자라도 우선 쓰시겠어요?" 지나가는 아저씨가 모자를 건넨다. 그 모자를 받아쓰고 걷는데
눈물이 앞을 가린다. 자조 섞인 어조로 나 자신을 격려하기 위해 "나는 뒤통수가 참 예쁘다.
까까머리지만 하나도 부끄럽지 않아."라고 말했다.

해프닝이 만들어낸 뜨거운 눈물은 나를 강하게 만들었다. 이 시간에는 하나님께 목 놓아 떼도
써본다. "저 살고 싶어요!", "저 해야 할 일도 많아요!", "금쪽같은 제 딸 내년에는 시집도 보내야 해요"

'오시'의 첫 시간 '새벽' 5시, 공기가 달다.

세련된 자화상

세련된 자화상 사전적 뜻 : 능숙하고 미끈한 모습을 스스로 그려간 초상화.

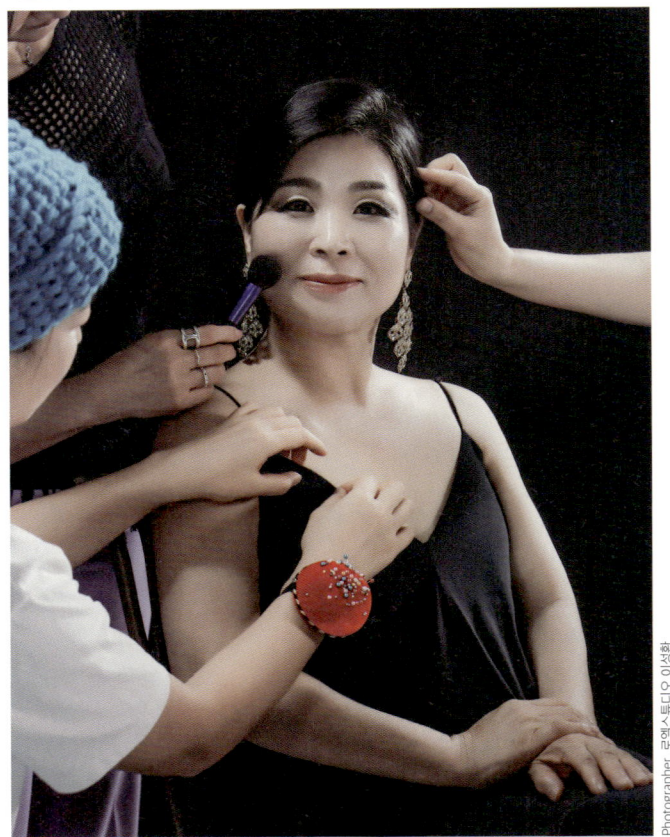

한없이 아름다워지고 싶은 나의 본능

환자로 보이는 것이 죽기보다 싫었다.
내 속에서 부정적 정서가 쳐들어 올 때마다 수분크림을 철철 바르기 시작했다.

생각의 혼돈이 나를 사로잡아 불행으로 치닫고 있을 때,
나는 내 얼굴에 영양크림을 듬뿍 바르고 또 발랐다.

병문안 왔던 소중한 지인들이 어떻게 위로할까 고민스러운 표정으로
방문했을 때도 내 얼굴을 보고 깜짝 놀라 내 뱉는 말.
"아니 환자 맞아? 나보다 피부가 더 좋은 거 아니야?"
"어떻게 이럴 수 있지? 정말 말도 안 돼!"
나는 웃으며 이렇게 말한다.
"의사 선생님이 오진 하셨나봐! 멀쩡한 사람 데려다가 칼로 헤집고
무참하게 꿰매 놓았지 뭐야!"
나를 위로하러 왔다가 모두를 한바탕 웃고는 총총히 돌아간다.

나의 자화상은 점점 '활력' 이라는 날개를 달아간다.

항암 표적치료제의 처방을 위해 병원에 입원하면 매번 피검사를 한다.
이유는 모르겠지만 빈혈과 혈소판의 정도를 나타내는 수치가 조금씩 떨어진다.
치료제의 복용 탓인지 확실히는 모르겠지만 얼굴색도 조금씩 검게 변하는
느낌이 든다.
그러나 누구보다 당당하고 한순간도 아름다움을 포기하지 않는 여인이고 싶다.
그래서 최대한 아름답게 치장하고 병원으로 향한다. '병원의 패셔니스타' 등장에
간호사들의 칭찬이 이어진다.
그렇게 아꼈던 머리가 수술과 항암치료로 까까머리가 되었던 순간에도
헤어웨어(가발)로 한껏 멋을 부렸고, 조금씩 머리카락이 자라난 지금은
짧은 머리카락을 한 올 한 올 젤을 발라 넘겨 예전보다 한층 더 세련된 멋쟁이가
되기를 스스로 선택한다.

나는 당당한 '패셔니스타'이다.

긍정적 태도

긍정적 태도 사전적 뜻 : 어떠한 상황에도 가장 희망적인 선택을 하는 마음가짐.

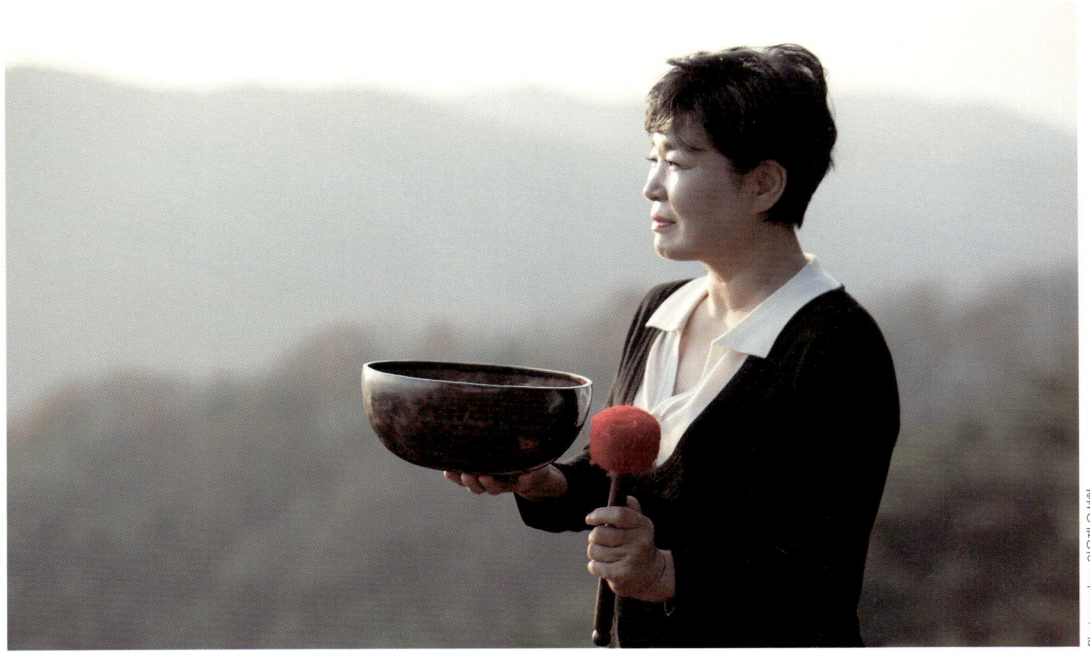

Photographer 인연재 유석화

긍정의 화신

철마다 피어나는 꽃들의 군무는 치맛자락에 살포시 안긴 풍경이다.
거친 나무에서 느껴지는 숨결은 힘찬 기백을 가져다주는 삶의 의지다.

날마다 세수를 하듯 어떠한 형편에서도 불평하지 않고 즐거운 마음을 가져야지.
소중한 사람들이 나에게 어떤 도움을 주었는지 마음에 새기고 말과 행동으로 표현해야지.
결단하며 단단한 오기로 내가 나에게 말을 건넨다.

조금만 넋 놓고 있으면 내게 날아오는 화살, 불안아!
나는 너를 가만히 내 속에 깊이 느껴볼 거야. 하지만 널 조용히 떠나보낸다.

초대하지 않았는데도 불현듯 찾아오는 두려움아!
당당한 내 웃음에 주눅이 들어 의기소침해질 너를 날려 보내버린다. 잘 가거라!

소스라치듯 내게 덤벼드는 분노야!
너의 시간은 이미 끝이 났단다. 내 마음에는 이미 기쁨이 넘치니까.

스미듯이 살짝 내 속에 들어와 자기 집처럼 사는 우울아!
그 수렁에 빠져 허우적 거려주고 싶지만 내 안에는 감사가 풍성해.

이렇듯 인생은 재해석이요, 내가 선택한 결과물의 총합이다.

쉼

쉼 사전적 뜻 : 일하다가 잠시 나와 쉬는 일.

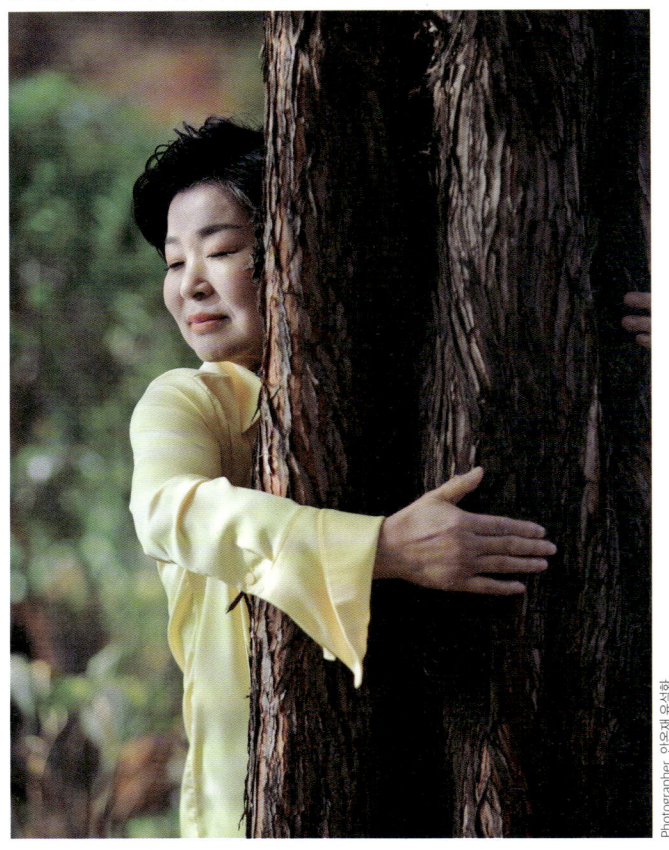

Photographer 안은재 야석화

마음껏 활개 치며 놀기

큰 바위 절벽에 위태롭게 매달린 그때
나는 모든 것을 내려놓고 휴직할 수밖에 없었다.
처음에는 아무것도 안 하고 있는 내가 무척이나 낯설었지만,
쉬다 보니 그것이 삶의 참된 여행이었고 그 쉼이
또 다른 창의성을 가져다주는 인생의 소중한 여정임을 깨달았다.

쉬어도 된다. 아무것도 안 해도 된다.
아무런 책임도 지지 않아도 된다.

나는 그 무엇을 하지 않아도 충분히 이해되는 증명서를 받았고,
잘하지 않아도 되는 쉼표를 얻었다.
누군가를 만족시키려고 노력하지 않아도 된다.

내 몸을 살피는 일, 그동안 일하느라 방치했던 내 몸을 잘 보호하고,
영양식으로 나를 채우며, 가장 좋은 음식과 환경을
내게 제공할 수 있는 권리를 얻게 되었다.

너는 내게 정말 귀한 선물을 주었다. 이제부터 난 놀 거야!
노는데 천재가 되어야지! 마음껏 쉬고 놀기도 하고 먹고 자야지!

출근하지 않아도 된다는 자유로움이 알 수 없는 충족감을 주는 것은
그동안 열심히 살아왔다는 나에 대한 신뢰인지 모른다.

피해갈 수 없는 지금의 현실에서 내가 할 수 있는 유일한 것은
매일 나를 온전한 쉼 가운데 나아가도록 토닥여주고
안아주고 격려해주고 지지해주는 거다.

내가 나를 인정해주고 내가 나에게 한없이 잘해주니
내가 나에게 고맙다고 말한다.
진정한 쉼의 열쇠를 얻은 것 같아
함박웃음 말갛게 짓는다.

자족

자족 사전적 뜻 : 스스로 넉넉함을 느낌.

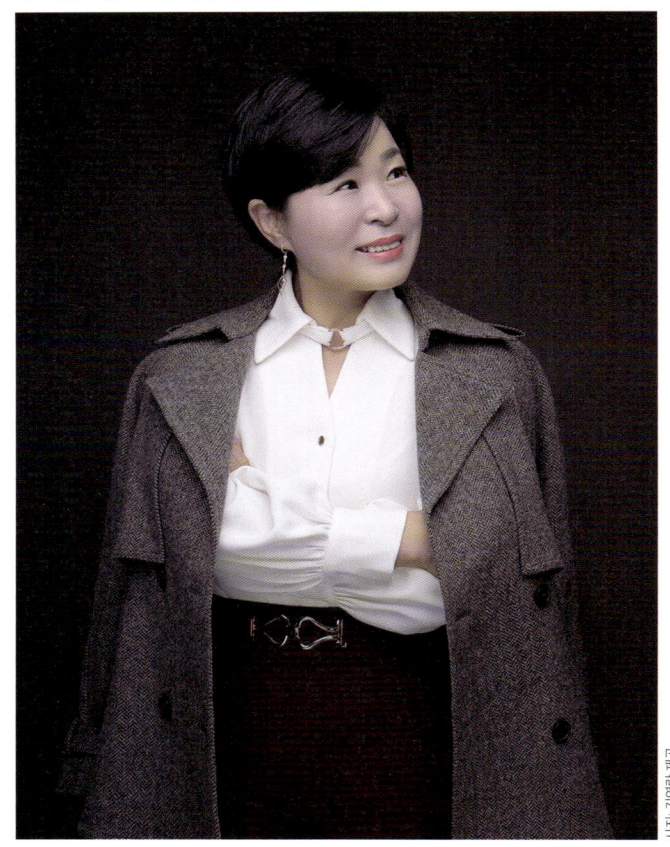

사진: 김영란 제공

나의 최고의 선택

만족이라는 단어의 뜻은 여러 가지가 있지만 「찰만 滿 발족 足」이라는 해석을 선택했다.
발까지만 차도 충분히 만족할 수 있는 것이다.

어느 날 불쑥 허락도 없이 내게 쳐들어온 폭군 같은 너!
그것은 내게 겸손의 몸짓과 숙연한 자세와 태도를 갖게 했다.

그동안 누려왔던 모든 것은 그 누군가의 수고로 얻어진 대가였고,
아무런 일도 일어나지 않았던 편안한 일상은 병상에서 죽어가는 사람들의
남은 생에 가장 큰 소원이다.

높아지기보다 깊어지며 성장과 성숙이라는 현재 진행형의 목표를 다시 세워본다.
지금 가진 것에 자족하는 마음자세를 매일매일 연습한다.

내게 찾아온 낯선 질병이 나의 현주소임을 인식하고
내가 받은 복을 세어보기 시작한다. 큰 복들이 산재해 있다는 것을 인식하니
모든 것에 감사라는 꼬리표가 붙는다.

아직 나에겐 시간이 있다. 펄떡이는 심장이 있고 충만한 감정에
어린 미소가 있고 소중한 가족이 있으니 나는 다 가진 자다.

내 남은 인생은 질병으로 고통당하고 죽음에 직면하여 두려움에 떠는 누군가를
맘껏 안아주고, 죽음에서 생명으로 기어코 건너가고야 말 나의 어깨를 내어주어
함께 더불어 큰 숲을 이루고 싶다.

나는 넘어져도 엎어져도 햇빛처럼 찬란하게 일어서고 있다.

ⓘ 나만의 건강 습관

크로노스(Chronos) vs 카이로스(Kairos)

나는 건강을 자신하며 살았다. 건강은 내 삶에 당연한 기본값이라고 여기며 성공을 향해 무작정 달렸다. 그러던 내게 '암'이 찾아왔다. 당연하다고 생각했던 것이 당연하지 않은 것이 되어버린 이후, 내 삶의 시간이 달라졌다. 건강이 당연하지 않은 것처럼 주어진 시간 역시 당연한 게 아니었다. 매일 아침 눈떠서 하루를 살아간다는 게 얼마나 큰 축복이고 감사인지를 깨닫게 되면서 내 안에 크로노스와 카이로스의 시간 구분이 명확해졌다.

새벽 5시, 캄캄한 하늘은 천체의 운행으로 멋진 장관을 펼쳐낸다. 지상의 만물들은 어둠과 고요 속에서 숨죽이며 그 광경을 바라본다. 물리적인 시간, 크로노스의 시간이다. 같은 시간 나는 졸린 눈을 비비고 일어나 간단한 스트레칭을 하며 남은 인생을 좌우할 선택과 결단의 시간인 카이로스의 시간을 시작한다.

• **시간의 주인이 되어 사는 법**

그리스어로 '때'를 나타내는 말은 καιρός (카이로스)와 χρόνοσ (크로노스) 두 가지가 있다. 전자는 '주관적 시각'을, 후자는 '객관적 시간'을 가리킨다.
즉, '크로노스 시간'으로는 과거부터 미래의 일정 속도·일정 방향으로 기계적으로 흐르는 연속한 시간을 표현하고, '카이로스 시간'으로는 일순간이나 인간의 주관적인 체험의 시간을 표현한다. 시간을 크로노스로만 받아들이면 수동적 삶을 살기 쉽다. 물리적 시간에 얽매여 끌려다니게 되기 때문이다. 반대로 시간을 카이로스로 받아들이면 매 순간 혹은 자기만의 일순간을 영원처럼 깊고, 의미 있게 받아들이며 살 수 있다. 능동적으로 시간을 창조하며 살아가게 된다.

일찍 자고 일찍 일어나기

시간 개념이 바뀌고 나서 가장 먼저 달라진 건 잠자는 시간이다. 암을 만나기 전까지 나는 밤늦게까지 일을 하고 사람들을 만났다. 당연히 늦은 시간 귀가해 새벽녘이 다 되어 잠들고 아침에 꾸역꾸역 일어나 다시 일에 몰두했다. 그때 내 마음속에는 '성공'이라는 생각 외에 다른 것은 없었다.

요즘의 나는 저녁 9시면 잠자리에 든다. 예전의 나라면 상상도 하지 못했던 일이다. 일찍 자니까 일찍 일어난다. 새벽 4시 30분이면 자연스럽게 잠에서 깬다. 하루를 일찍 시작하면서 예전에 몰랐던 '새벽'을 알게 되었다. '새벽'은 고요히 그리고 온전히 '나'를 마주하는 시간이다. 삶의 가치가 '성공'이 아닌 '성숙'과 '성장'으로 옮겨가게 된 것도 '새벽'의 발견 덕이다. 새벽의 자연과 마주하면서 세상을 더 사랑하게 되었고, 더 깊이 있게 바라보게 되었다.

• **숙면의 중요성**

수면이 부족하면 면역력에 좋지 않은 영향을 주게 되어 암세포나 바이러스 등의 면역질환에 취약해지고 백혈구의 활동성을 떨어뜨린다. 수면시간과 수명과의 연관관계를 조사한 국내외 연구 사례들을 살펴보면 하루 평균 8시간 정도의 숙면을 취하는 게 좋다고 한다. 8시간 외에도 밤 10시~새벽 2시에 잠을 자는 게 중요하다.

• **숙면을 위한 건강한 습관**

- 낮 시간 햇살을 받으며 30분 가량 산책하기.
- 늦게 자더라도 일어나는 시간은 일정하게 하기.
- 잠자기 1시간 전 TV와 스마트폰 사용 자제하기.
- 늦은 저녁 시간에 격한 운동 하지 않기.
- 잠자기 3시간 전 과식 및 과음하지 않기.

걷기운동

동지(冬至)를 막 지난 요즘 나는 부쩍 추위를 느낀다. 추위로부터 나를 보호하기 위해 두툼한 옷을 입고, 털모자와 목도리까지 단단히 착용하고 집을 나선다. 그리고 집에서 가까운 천변(川邊)길을 걷는다. 이렇게 하루도 거르지 않고 지속하고 있는 걷기운동은 개복수술 후 발생 될 수 있는 '장폐색'을 막기 위한 치료의 시간이다. 수술 후 장폐색으로 재수술을 하는 사람들은 의외로 많다. 수술한 지 2년이 지났지만 그런 부작용 없이 건강을 되찾으며 살아가는 데 큰 도움을 준 것이 바로 걷기운동이다.

걷기에서 가장 중요한 건 자기에게 맞는 걷기 방법을 찾는 것이다. 내가 찾은 나만의 걷기 방법은 다음과 같다. 혼자 집을 나서서 천변을 걷지만, 혼자가 아니다. 블루투스 이어폰을 끼고 같은 시간, 다른 공간을 걷는 친구와 대화를 나누며 걷는다. 새벽이라는 시간은 공간을 초월하여 우리를 함께 있도록 마법을 부린다. 친구와 진정성을 갖고 대화하는 시간은 마음이 치유되는 시간이다. 친구는 나를 즐겁게 해주려고 종종 자기가 읽은 소설 이야기를 해주곤 하는데, 소설 속 사람들의 사는 모습과 우리들의 사는 모습, 삶의 방향성 등의 이야기를 나누다 보면, 나는 심리적으로 안정되고 편안해지며 신체적으로도 이완이 된다. 이렇게 따뜻하고 안정된 상태에서 만 보를 걷는 게 나만의 걷기 방법이다.

누군가는 빨리 걷는 게 좋다고도 하지만, 사람에 따라 다르다. 나는 산책하듯이 만 보를 채우는 것을 선택했다. 상쾌한 새벽 공기는 내 몸을 관통하며 나를 정화해 주고, 친구의 의미 있는 이야기가 하루를 깊은 사색으로 시작하게 한다. 물론, 온전히 혼자서 고요하게 만 보를 걷는 날도 있다. 누구에게도 방해받지 않고 '침잠(沈潛)'1) 할 수 있는 시간이다. 이렇게 걷기운동 하는 시간은 마음과 몸이 모두 생명력을 되찾는 시간이다.

---

1) 침잠(沈潛) : 마음을 가라앉혀서 깊이 사색하는 것, 또는 깊이 몰입(沒入)하는 것.

• **걷기운동 방법**
- **폭** : 평소대로의 보폭으로 1분에 120~130보 속도로 15분에 1.5km를 걷는 것이 좋으며, 짧은 걸음, 짧은 거리는 피하는 것이 좋다.
- **팔의 굽혀짐** : 걸을 때 팔의 각도가 너무 크거나 작으면 속도를 내는 데 방해가 되므로 팔의 각도는 90도를 유지하면서 걷는다.
- **팔의 스윙** : 팔의 스윙은 어깨로부터 흔들리는 추처럼 움직여야 한다. 양팔 간격이 25~30cm 이상이 되어야 하며 팔을 빠르게 흔들기 위한 노력이 필요하다.
- **시선** : 가슴을 펴고 턱을 약간 당긴 자세에서 전방 10~15m를 바라보며 걷는다.
- **자세** : 허리와 등은 곧게 펴고 배에 힘을 준다. 허벅지와 허리의 힘을 빼고 발목으로 걷는다.

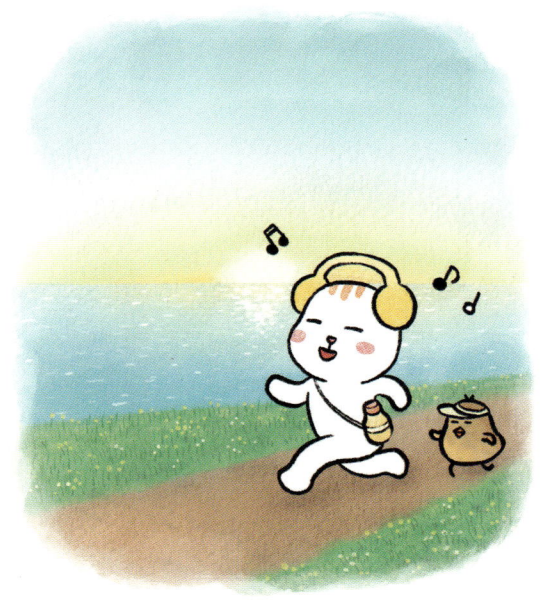

일러스트 조현정

* '나만의 건강습관'에 소개된 내용은 저자의 주관적인 견해임을 명시합니다.

ⓘ 나만의 건강 습관

스트레칭과 마사지

내 스트레칭은 잠에서 깨자마자 시작된다. 새벽 4시 30분 잠에서 깨면 자연스럽게 온몸을 늘려준다. 기지개를 마음껏 켜는 것과 비슷하다. 내 몸이 무리하지 않는 선에서 매일 하는 스트레칭은 균형과 이완을 도와 인체의 유연성을 증진시키는 효과가 있다. 또한 신진대사 활동으로 생체 에너지를 늘리고 피부 탄력을 높여준다.

이렇게 온몸을 마음껏 늘린 후에 내 몸을 만져준다. 내가 나에게 기를 넣어주는 셈이다. 엄마가 어린 자식을 어루만지듯, 어린 자식의 머리를 쓰다듬어주듯이 내가 나를 어루만져 준다. 동시에 나에게 다정하게 말을 건넨다. "너는 오늘도 살았어, 새로운 날을 살아가는 거야. 나와 손잡고 같이 걸어볼래?" 하고 말이다.

암에 걸리고서 자존감이 무너져 버렸다. 내게 왜 이런 일이 생겼는지 알 수 없는 자책감이 들기도 했다. 내가 나를 어루만지는 나만의 마사지 방법은 무너졌던 자존감을 일으켜 세우고 내 건강도 바로 세우는 일이다. 누가 알려준 것도 아니고, 어디서 참고한 것도 아니다. 내 몸과 마음에 귀 기울여 내가 나를 어루만지고 내 몸을 풀어주는 방법을 내 안에서 찾았다.

'암' 이후 내가 가장 집중한 것은 '내 몸이 무엇을 원하고 있는가?', '내 몸이 무엇을 찾기를 원하는가?'였다. 이런 스트레칭과 마사지를 하면서 뻣뻣하게 경직되었던 내 몸이 부드러워지고 말랑말랑해지는 것을 느꼈고, 이런 편안함과 이완이 내 몸이 원하던 것이었음을 느꼈다.

- **림프 마사지 방법**

  - **귀밑** : 양손의 검지와 중지로 귀 앞뒤 부위를 위아래로 지압해 준 후, 두 손가락을 붙이고 귀밑 3cm 정도까지 골고루 얼굴 쪽으로 동글동글 굴리며 마사지한다.
  - **목** : 얼굴을 45도 옆으로 돌리고, 고개를 천장으로 들어 길게 뺀다. 검지, 중지, 약지 손가락 세 개로 늘어진 목의 옆부분을 둥글게 마사지하면서 목에서 쇄골까지 내려온다. 왼쪽 목은 오른손으로, 오른쪽 목은 왼손으로 번갈아 한 쪽씩 차례로 한다.
  - **쇄골** : 검지와 중지를 이용해 검지는 쇄골 바로 위, 중지는 아래 부위를 누른 후 좌우로 지압하듯 움직이며 쇄골 가운데 부분부터 끝부분까지 왕복한다. 왼쪽 쇄골은 오른손으로 오른쪽 쇄골은 왼손으로 한다.
  - **겨드랑이 & 팔뚝** : 한쪽 팔은 위로 쭉 뻗고 팔꿈치를 굽혀 손으로 목덜미를 잡은 후, 반대 손으로 팔뚝과 겨드랑이 부위를 전체적으로 주무르고 두드려 주는 것을 반복한다.
  - **발목 & 발바닥** : 의자에 앉아 한쪽 발목을 반대쪽 다리 무릎 위로 올린 후, 복숭아뼈 위 10cm부터 복숭아뼈 주위 움푹 들어간 곳까지 충분히 주무르며 마사지해준다. 그 상태에서 손가락 네 개는 발등을 지지해 주고 엄지로 발바닥 중앙 부위와 발바닥 전체를 꾹꾹 누르며 지압해준다.

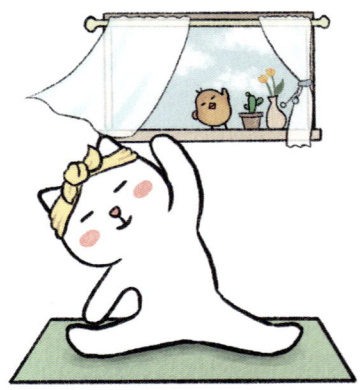

반신욕

신체를 마사지한 후에 반신욕을 한다. 반신욕은 주 3회, 주로 낮에 한다. 반신욕은 체온을 높이기 위해 시작했는데 일반적인 방법보다 내게 맞는 방법이 무엇인지를 찾기 위해 많은 시도를 했다. 결국 내가 찾은 방법은 가슴 정도로 물높이를 맞추고 샤워기를 머리 뒤쪽에 두어 뜨거운 물이 나오도록 하는 것이다. 이렇게 20분 정도를 하면 땀이 흠뻑 난다.

반신욕은 혈액순환을 원활하게 하고 체온을 높이기 위한 목적이라 어떻게 하면 땀이 나면서 몸에 열이 나는 느낌이 드는가를 찾다가 발견하게 된 방법이다. 나는 반신욕도 마사지도 자기에게 맞는 방법을 찾는 게 좋다고 생각한다. 기본 방식을 익힌 후 자기에게 맞는 방법을 찾아 응용하는 것이다.

사람마다 취향과 개성이 다르듯 몸도 다르다. 남들이 좋다고 해서 그대로 따라하기보다는 나에게 맞는지, 내 몸이 원하는지 나를 들여다보는 게 먼저다.

• 반신욕 방법
- 물의 온도는 체온보다 조금 높은 38~40도 정도로 맞춘다.
- 물의 양은 가슴 아래, 배꼽까지 담글 수 있도록 받는다.
- 어깨와 팔 부분은 물 속에 넣지 않는 것을 원칙으로 한다.
- 일주일에 2~3번, 1회 20~30분간이 적당하다.
- 상반신은 물에 담그지 않기 때문에 땀은 나지만 상기되지 않는 것이 특징이다.
- 단, 체온이 떨어지는 느낌이 있다면 20~30초간 어깨까지 담그는 것도 방법이다.
- 반신욕 후에는 몸을 따뜻하게 유지하는 것이 중요한 주의사항이다.
- 반신욕은 스트레스 완화 외에도 인체의 냉한 부위를 제거하여 내장 독소를 배출시키고 대사능력을 높이며, 면역력 강화에도 도움이 된다.

감성 talk & 감사 talk

인간은 불완전하다. 이를 인정하면 그 불완전함과 부족함을 받아들일 수 있는 길이 열린다. 그리고 무엇이든 당연하게 여기지 않고 감사하는 마음으로 받아들이려고 노력하게 된다. 긍정적 부분은 마음속에 깊이 간직하며 감사하고, 부정적인 부분은 더욱 부정적인 상황으로 전개되지 않았음에 감사한다.

감사의 눈으로 바라본 일상을 말하듯이 글로 옮겨 지인들과 나눈다. '기쁨은 나눌수록 커지고 슬픔은 나눌수록 작아진다.'는 말처럼 1천 번 넘게 지인들과 함께 나누고 있는 '감사 일기'는 오늘의 나를 살리고, 살아있는 오늘이 최고의 날임을 선포하는 시간이다.

• 감사일기 쓰는 방법
- 감사일기장을 마련한다.
- 매일 잠자리에 들기 전에 감사할 일 3~5가지를 적는다.
- "~해서 감사합니다."라고 적고 왜 감사한지 이유를 작성한다.
- 의학적으로도 명상, 자기최면, 행복한 상상을 하는 것보다 '일상에 감사한 일이 참 많구나'를 느끼는 것이 몸과 마음을 긍정적인 상태로 만들어 준다는 것이 증명되었다. 그러므로 감사일기를 적어도 3개월간 지속해 본다.

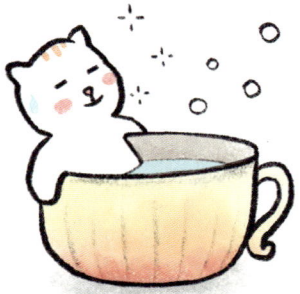

일러스트 조현정

* '나만의 건강습관'에 소개된 내용은 저자의 주관적인 견해임을 명시합니다.

살아온 날들,
그리고 살아갈 날들-

그 새털 같은 날들의
일상 이야기

진행 : 김희숙
사진 : 김성헌
이야기해 주신 분들 : 조종욱, 정혜욱, 김영란

매일의 일상 속에서 어떤 행위를
오랫동안 되풀이하면 그 행동이 저절로 익혀지고
그렇게 익혀진 행동 방식을 우리는 습관(習慣)이라고 부릅니다.
혹자는 또 그러더군요.
새의 날갯짓이 백 번 이상 반복되었을 때
그제서야 사람에게 '익히다', '배우다'라는 의미의 습(習)이 생긴다고 말이죠.
그리고 그 습(習)이 익숙해지는 게 습관인데 암은 잘못된 습관으로 오게 되는 거라고.
그러니까 좋은 습관을 새로 쌓으면 건강하게 살아갈 수 있다고.
그래서 이야기를 나누어 보았습니다.
우리는 지난날들을 어떻게 살아왔고, 오늘은 어떻게 살고 있으며,
다가올 날들은 어떻게 살아가려는지에 대하여.

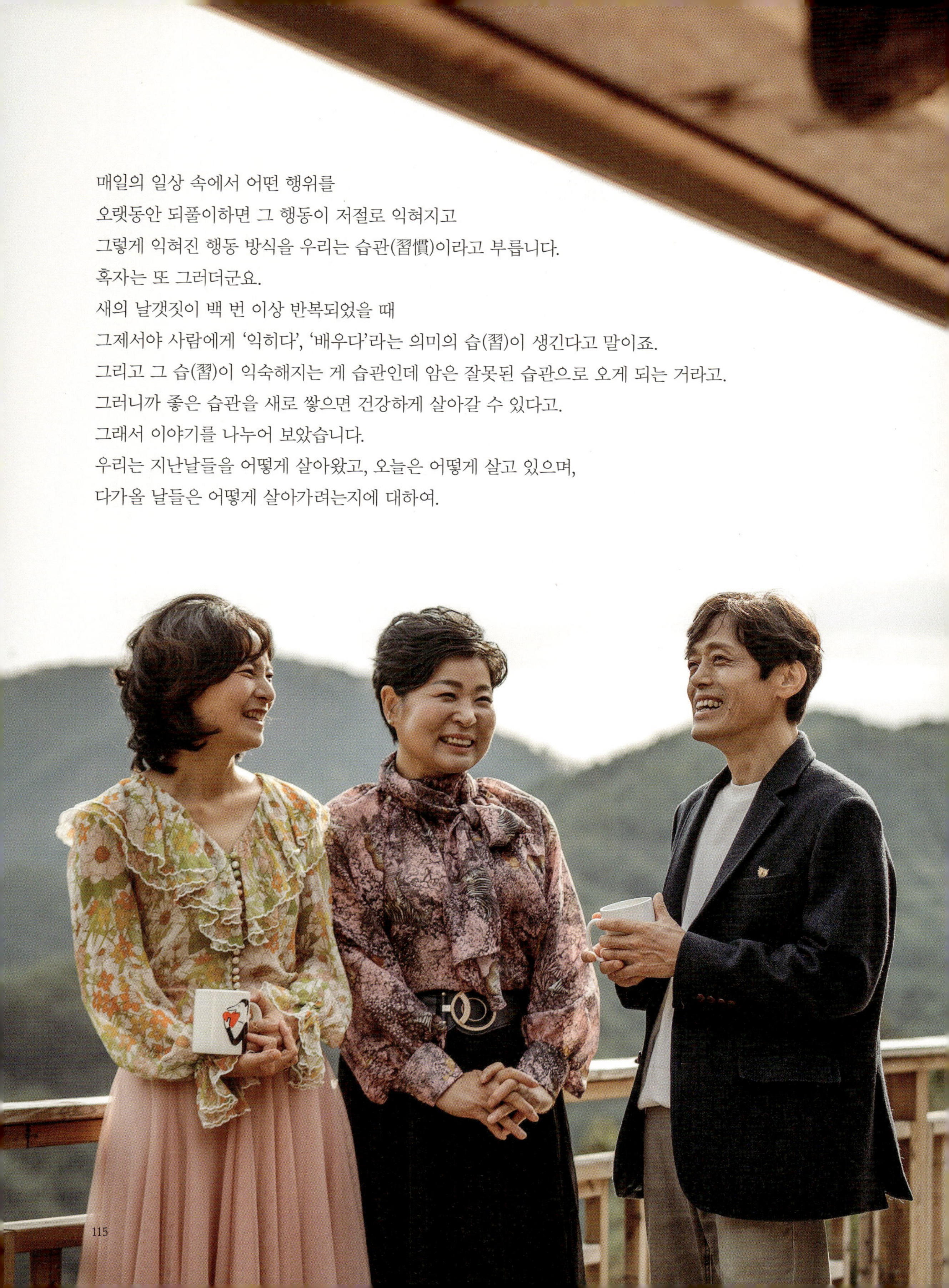

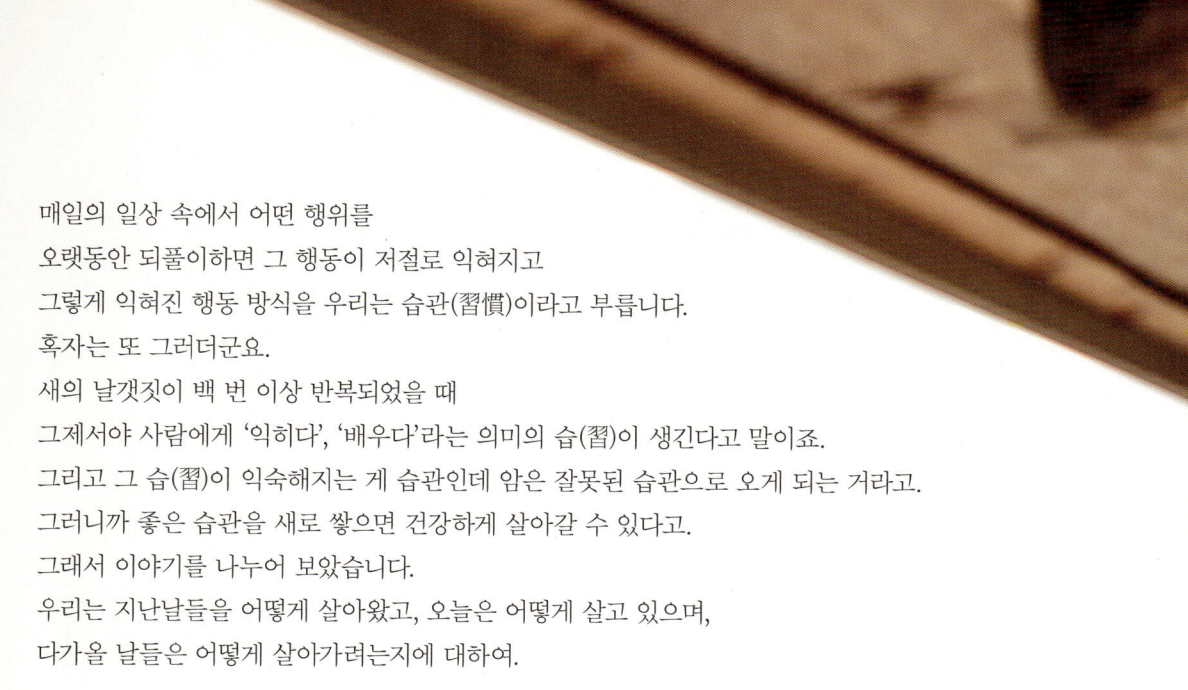

서로 닮아있는,
오래 전 그날들

김희숙 우리가 만나기 전에는 어떻게 살아오셨는지 궁금해요. **조종욱** 그동안 제가 어떻게 살았냐면 일하느라 바빴어요. 당연히 그렇게 살아야 하는 줄 알았어요. 언젠가 저보다 젊은 코칭 전문가분께 살아온 이야기를 하면서 제가 살아온 방식대로 "다 그렇게 살잖아요."라고 말했어요. 그런데 그분이 "다 그렇게 살아요?"라고 반문한 순간 제가 대성통곡을 했어요. **김영란** 저도 성취지향적이어서 일을 열심히 하고 잘하면 그게 잘 사는 거라고 생각했어요. 일에 대한 욕구가 컸거든요. 몸 상태에 대해서 늘 자만했는데 복수가 차서 힘든데도 한 달을 버티다가 그제야 병원을 갔어요. **정혜욱** 저는 15년 동안 전업주부로 살았어요. 애들한테 올인하며 살았는데 기대했던 것보다 성과가 나오지 않는다고 생각하니 허무해졌어요. 그때 부랴부랴 자격증을 따고 직장에 들어갔어요. 그런데 경력 단절 여성으로서 고군분투하는 직장생활과 그 전부터 해왔던 봉사와 주말 신앙생활까지 하나도 놓지 않고 다 했던 거예요. 저는 곧이곧대로 하는 스타일이어서 요령이 없었던 것 같아요. **조종욱** 맞아요. 그렇게 안 살 수도 있다는 생각을 못했어요. 바보같이 몸이 망가질 때까지 멈출 줄 모르고 살았던 거죠. **김영란** 저는 열심히 달려오다가 딱 멈춘 거예요. '죽으면 끝인데 내가 왜 이렇게 달려왔지?'라는 생각이 들었어요. 그때 의사가 6개월밖에 못 사니 준비하라고 했어요. 갑자기 짱돌에 맞아서 구덩이에 처박힌 느낌이었어요. **정혜욱** 저도 그랬어요. 막상 암이 걸리고 나서 나를 돌아보니, 나는 늘 남편, 아이들에게 신경을 쓰고 있었고 정작 나 자신을 돌보지 않고 있었어요.

'선물'로 온 새로운 날들

김희숙 암이 우리에게 온 이후로는 무엇이 달라졌을까요? **김영란** 처음엔 수순대로 부정하다가 화가 나고, 2주 후 쯤 내 일이라고 타협하고 우울감이 밀려왔어요. 그 순간 딸이 생각났어요. 내가 그토록 열심히 일한 이유를 생각해보니까 딸이었어요. 딸에게 훌륭한 엄마, 일하는 엄마, 유능한 엄마 소리가 듣고 싶어서였어요. '딸이 결혼할 때까지만이라도 살게 해주세요.'라고 밤새도록 기도했는데 온몸에 뜨거운 전율을 느꼈어요. **조종욱** 딸이 마약이에요. 저도 딸이 고2라서 바쁜데 오늘 촬영하면서 딸과 함께 시간을 보냈어요. 소중하고 귀한 추억이 되었죠. **김영란** 맞아요. 딸은 제게 특별한 존재죠. 그런 딸의 존재가 힘이 되어 '내가 죽을 때 죽더라도 끝까지 싸워보자.'라는 생각으로 유튜브를 찍었어요. 인생의 마지막 기록인 동시에 암환우들에게 '끝까지 함께 싸워보자.'라는 메시지로요. 항암 두 번 맞고 수술했어요. 항암 주사를 맞을 때 간호사가 라텍스 장갑을 끼고 항암제를 독극물처럼 가져와서 내 몸에 집어넣는 순간 '사람이 한순간이구나.'라는 생각을 했어요. 그러면서 주변에서 과분하게 보내주신 사랑에 보답해야지 하는 생각을 하게 되었어요. **조종욱** 저는 죽음이라는 단어가 딱 내게 온 다음에 내려놓을 수 있었어요. 그건 암이 준 선물이죠. **정혜욱** 맞아요. 암이 내게 준 선물이라고 하면 '내가 이 순간 행복해야만 우리 가족도 행복하겠구나.' 하는 깨달음이었죠. 어디에서도 배우지 못한 나를 소중히 여기고 돌보는 법을 병원에 들어가서 차근차근 배워나가다 보니 '그동안 현모양처인 줄 착각하며 내 틀을 강요해 온 나에게 맞추느라 가족들도 힘들었겠구나.' 하는 생각이 들었거든요. 내가 온전히 내 삶을 책임지니 가족들도 온전히 잘 살더라는 경험을 했어요.

새로운 날들로 생긴
새로운 '습관'

김희숙 모두 '암' 이후 달라진 일상을 맞이하신 것 같아요. 구체적으로 뭐가 달라졌는지 궁금해요. **조종욱** '마음공부'를 하게 된 것이 가장 큰 변화입니다. 컨디션 난조일 때도 마지막까지 지키는 것은 '마음공부'예요. **정혜욱** 저는 아침에 눈을 뜨는 순간 내 몸을 스캔하며 '오늘 새로운 내가 태어났구나.' 하며 감사기도를 해요. **김영란** 저도 감사 일기를 써요. 이건 아프기 전부터 했던 일인데 암이 걸렸을 때는 잠시 감사 일기를 쓸 수 없더라구요. 하지만 마음 훈련으로 긍정적 태도, 감사, 기쁨을 지니는 회복 탄력성을 갖게 되었어요. **조종욱** 저는 '마음공부'를 하며 비우는 것을 배웠어요. 과거에는 돈이든 명예든 권력이든 남들의 시선이든 간에 무엇인가를 채우려 노력하며 안 채워지는 것에 대한 갈증을 느꼈다면 지금은 비우는 짜릿함을 느껴요. **김영란** 저는 안 하던 집안일과 밥을 해서 가족들과 주변 사람들을 대접하는 일에 재미를 붙였어요. 또 암 경험자로서 '부모교육, 웰다잉' 강의를 더 절실하게 할 수 있어서 행복하고 감사해요. **김희숙** 오히려 암으로 감사하고 행복한 느낌을 더 풍부하게 느낄 수 있게 된 것 같네요. **정혜욱** 맞아요. 또 새로운 습관도 생겼죠. 아침에 깨자마자 내 몸의 세포가 깨어나도록 발끝치기를 하고, 명상을 하고, 따뜻한 겨우살이차를 마시며 30분 정도를 보냅니다. **김영란** 저는 늘 아침 4시 반에 일어나서 스트레칭을 하고 5시부터 만 보 걷기를 해왔어요. 암에 걸려 역발상으로 그 전에 해보지 못했던 일들을 재미나게 하고 있는 게 많아요. 또 제게 상담하는 분들이 많아요. 제 체력이 잘 따라줘서 그분들께 쓸모 있는 사람이라는 게 기쁨입니다. **조종욱** 맞아요. 세상일이 내 맘대로 되지 않는데 조화롭게 흘러가는 섭리 속에 내 마음을 내어 맡기다 보면 편안한 기쁨이 오는 것 같습니다. **정혜욱** 감사하는 마음, 기뻐하는 마음을 느끼며 늘 깨어있는 순간이 명상의 순간이라고 하는데 나를 점검하고 주변에 휩쓸리지 않고 자각하는 명상을 하루 종일 해요. 불필요한 모임을 줄이고 주도적인 나를 발견하며 지내려고 합니다.

암이 준 선물,
그 선물이 전하는 말들

김희숙 앞서 암이 선물이라고 하셨어요. 그 이야기를 더 해볼까요?
김영란 암은 사랑이에요. 사람들이 예뻐 보여요. 학생들도 너무 예뻐요. 존재 자체가 소중한 걸 아니까 예뻐 보이는 것 같아요. **정혜욱** 맞아요. 존재 자체의 소중함을 크게 느끼게 하는 게 암이에요. 암은 자신을 돌보라는 메시지예요. 자신을 돌보며 삶의 의미와 목적을 새롭게 하면 암으로 죽지 않아요. **조종욱** 암이 제게 준 선물이 그거에요. 완전히 새롭게 태어났어요. 거의 모든 게 다 바뀌었어요. 집, 사는 환경, 내 마음가짐, 인생관, 가족들과 주변 사람들 대하는 태도 모두 다요. **정혜욱** 저는 암으로 세상 바깥으로 쏠린 눈을 내 안으로 돌리게 되었어요. 내가 누구인지, 나머지 인생을 나를 위해서 살고 싶어요. 오히려 인생의 목표가 생기고 더 하고 싶은 일이 많아졌어요. **김영란** 암은 질병의 하나예요. 지나치게 크게 느끼지 말고 암과 친구가 되어 잘 달래며 살아가면 됩니다. 치료받고 낫고 하는 과정을 편안하게 받아들이면 우울, 비관, 절망들에서 벗어나 당당하고 담대하게 나아갈 수 있어요. 새롭게 살아가는 거죠. **정혜욱** 맞아요.

'암은 죽음이다'라는 공식은 맞지 않아요. **조종욱** 병원에서 진단을 받고 절망하기도 하는데 절망하지 마세요. 누구나 나을 수 있어요. 꼭 이 말을 전하고 싶어요. 저를 보세요. 3개월 산다고 했는데 지금까지 살아 있어요. 살아야 하는 이유를 찾고, 공포와 절망에 빠지지 않는 것이 중요해요. 스스로 나을 수 있다는 희망을 가지고 자신의 건강에 대해 공부를 해야 합니다. **김영란** 이 '아미북스'의 <암밍아웃> 책처럼 우리 함께 손잡고 같이 가요. **조종욱** 네. 두려움, 통증에 압도되지 않는 마음의 힘을 기르고, 내가 오늘 누릴 수 있는 걸 하자고 생각합니다. 그러기 위해 끊임없이 연습합니다.

오늘, 나에게 다가온 말들

김희숙 오늘 여러 이야기를 나누고 있는데 혹시 지금 딱 떠오르는 내 인생의 키워드가 있을까요? **김영란** 저는 '감사'라는 말이 떠올라요. 오늘 뽑은 메시지 카드가 '내가 어떤 사람인지 마음껏 보여주세요. 빛이 나기 시작합니다.'인데, 처음에 암에 걸렸을 때 '나는 정말 착하게 살았는데 왜 나한테 이런 일이 벌어졌을까?' 하는 생각을 했었어요. 하지만 고통을 겪고 여러 과정을 겪으면서 선하고 착한 사람들을 많이 만나게 된 것 같아요. 저를 마음껏 보여주며 빛이 나는 느낌이에요. 감사하죠. **조종욱** 저는 '고요함'이 떠올라요. 마침 메시지 카드도 'LOVE, 존재 자체로 충만하고 온전한 사랑을 경험하게 됩니다.'를 뽑았는데 오늘 딸과 함께여서 정말 충만한 하루였거든요.

좋은 추억이 되었고요. 제가 2019년 봄에 재발한 후 힘들었는데, 잘 지내다가 또 요즘이 제일 힘든 상황이에요. 오늘도 진통제를 먹고 왔는데 다른 분들이 이렇게 다 준비해주시고, 이 모든 게 큰 사랑이어서 행복하고 감사해요. 마음이 편안하고요. **정혜욱** 저는 오늘 상황과 딱 맞는 메시지가 나왔어요. '나가세요. 밖으로 나가세요. 좋은 사람, 좋은 일들이 당신을 기다립니다.'거든요. 오늘 제가 서울로 와서 암밍아웃 3편 촬영을 한 것을 말하는 것 같아요. <암밍아웃> 책만 읽었을 때는 많은 이들의 수고가 잘 보이지 않았어요. 그런데 오늘 <암밍아웃 3편>을 직접 찍으며 수많은 사람들의 수고와 봉사와 헌신을 보게 되었어요. 그래서 지금 딱 사람과 시간과 물질의 '풍요'라는 키워드가 떠오르네요.

<암밍아웃>과 함께한 감사의 시간들

정혜욱 <암밍아웃>의 글을 쓰면서 나를 돌아보며 나를 꺼내서 세상에 보여주는 것 같다는 생각이 들었는데 그것과도 잘 맞는 메시지예요. **김영란** 저는 순수한 의도로 <암밍아웃>을 만드는 과정에서 많은 사람들이 아무런 대가 없이 봉사한다는 사실이 정말 감동이었어요. 그래서 저도 그 사랑을 돌려드리고 싶어요. **김희숙** <암밍아웃>을 만드는 과정에 대한 이야기가 나왔는데 <암밍아웃 3>을 하면서 달라진 점, 달라진 심정에 대해서도 이야기해 볼까요? **정혜욱** 저는 요양병원에서 코치로서 저를 이끌어주신 조종욱님의 추천으로 시작하게 되었어요. <암밍아웃> 사진과 디자인이 너무 예뻐서 도전하려는 마음이 있었고 저를 초대하는 곳이라면 어디든 가보고 무엇이든 스스럼없이 해보자 생각했죠. **조종욱** 저는 오히려 제안을 받았을 때 할까 말까 고민했어요. 그래서 새로운 인생의 멘토인 요양병원 원장님과 치유 선생님께 의논했죠. 처음에 치유 선생님은 너무 가벼운 접근이 될까 봐 우려하셨어요. 그런데 원장 선생님은 출판사에서 다 준비해주고, 자신이 하고 싶은 이야기 다 하고, 이런 것들이 다른 사람들에게는 치유의 기회가 될 수 있는데 그 좋은 일을 왜 안하느냐고 하셔서 "그럼 할게요."라고 결정했죠. **김영란** 저는 제가 보낸 감사 일기를 보신 많은 분들이 살아가는 기적으로 힘을 많이 받는다고 책을 내라고 이전부터 권유하셨어요. 저를 치료해주신 의사 선생님도 다른 사람들에게 도움이 될 수 있다고 출간을 권유하셨죠. 그때 우연히 지인이 <암밍아웃> 책을 보여주시며 집필 참여를 권하셨는데 책의 디자인과 구성이 너무 좋아서 반했죠. **정혜욱** 저도 책이 너무 예뻐서 이런 책에 내 사진과 글이 실린다면 참 행복하겠다는 생각이 들었죠. **조종욱** 저도 책 준비를 하면서 컨디션이 안 좋아 고생은 했지만 지금은 이렇게 하는 과정이 너무너무 감사해요. 이 모든 과정이 대단하다는 생각이 들어요. **김영란** 맞아요. 저도 출판사의 편집장과 스태프들의 완벽 그 자체인 섬세한 준비와 과정을 보며 감동을 많이 받았고, 훌륭한 자질과 저력을 지닌 조진희 대표를 존경하는 마음이 생겼어요. 그래서 그 시스템에 들어가 함께 하는 것만 해도 좋았어요. 또 함께 한 두 분의 영혼이 맑아 늘 신선한 바람을 맞는 것처럼 참 좋았어요. **정혜욱** 지금은 제가 글을 쓸 때 제 얘기가 충분히 더 녹아 나왔으면 좋겠다는 생각을 합니다. 그리고 이 글을 누군가가 읽고 공감해주면 좋겠다는 생각에 책임감을 느낍니다. 그래서 책을 볼 때나 유투브를 들을 때 단어나 문장이 떠오르면 적어놓았다가 고치고 고치고 했어요. **김영란** 저는 이 모든 과정을 도와주시는 분들의 대가 없는 섬김을 보며 많이 배웠어요.

예전에는 하지 못했던, 지금은 할 수 있는 말들

김영란 아플 때 딸을 기둥 삼아 힘을 냈지만 그럴수록 엄마 생각이 많이 났어요. "엄마, 힘들 때 나한테 얘기 좀 하지. 왜 좋은 것만 보여주고 가셨어. 내가 바쁘다는 핑계로 엄마의 어려움을 직접 물어보지 않고 엄마와 함께 시간을 많이 못 보내서 미안해. 다행인 것은 엄마 아빠가 내가 암에 걸렸다는 사실을 모르고 돌아가셨다는 거야. 엄마, 나 잘 이겨내고 있어. 잘 버티고 있어." **정혜욱** 저는 제게 말해주고 싶어요. '나'라는 존재는 '말하는 나'와 '말하는 걸 지켜보는 나'가 있는데 '말하는 걸 지켜보는 나'에게 해주고 싶은 말이에요. "지금도 정말 늦지 않았어. 다시 시작해도 충분해. 이 지구별에 여행 와서 내가 하고 싶은 것, 이루고 싶은 것들이 많았는데 그걸 잘 의식하지 못하고 산 것 같아. 충분히 시도해보지 않은 것들이 많은 것 같아. 해보고 싶은 것 도전해보면서 나머지 시간을 재밌고 신나게 살고 싶어."라고요. **조종욱** 저는 그동안 저를 걱정해주고 응원해주고 기도해 준 많은 분들에게 그동안 내 치유에만 집중하느라 교류를 못했더라도 그분들의 진심 어린 응원에 감사한 마음을 전하고 싶어요. **김영란** 저도 저를 위해 중보기도 해 주셨던 분들께 감사를 전하고 싶어요. **조종욱** 책이 나오면 한 권씩 선물하면서 제 마음과 감사를 전해야겠어요.

아미들의
나쁜 습관
훔쳐보기

암을 겪은 후 아미들은
나쁜 습관을 버리고
좋은 습관을 채워나가고 있습니다.

그렇다면
아미들이 버린 습관에는
어떤 것들이 있을까요?

아미들의 나쁜 습관 쓰레기통을
살짝 훔쳐보겠습니다.

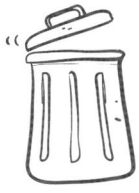

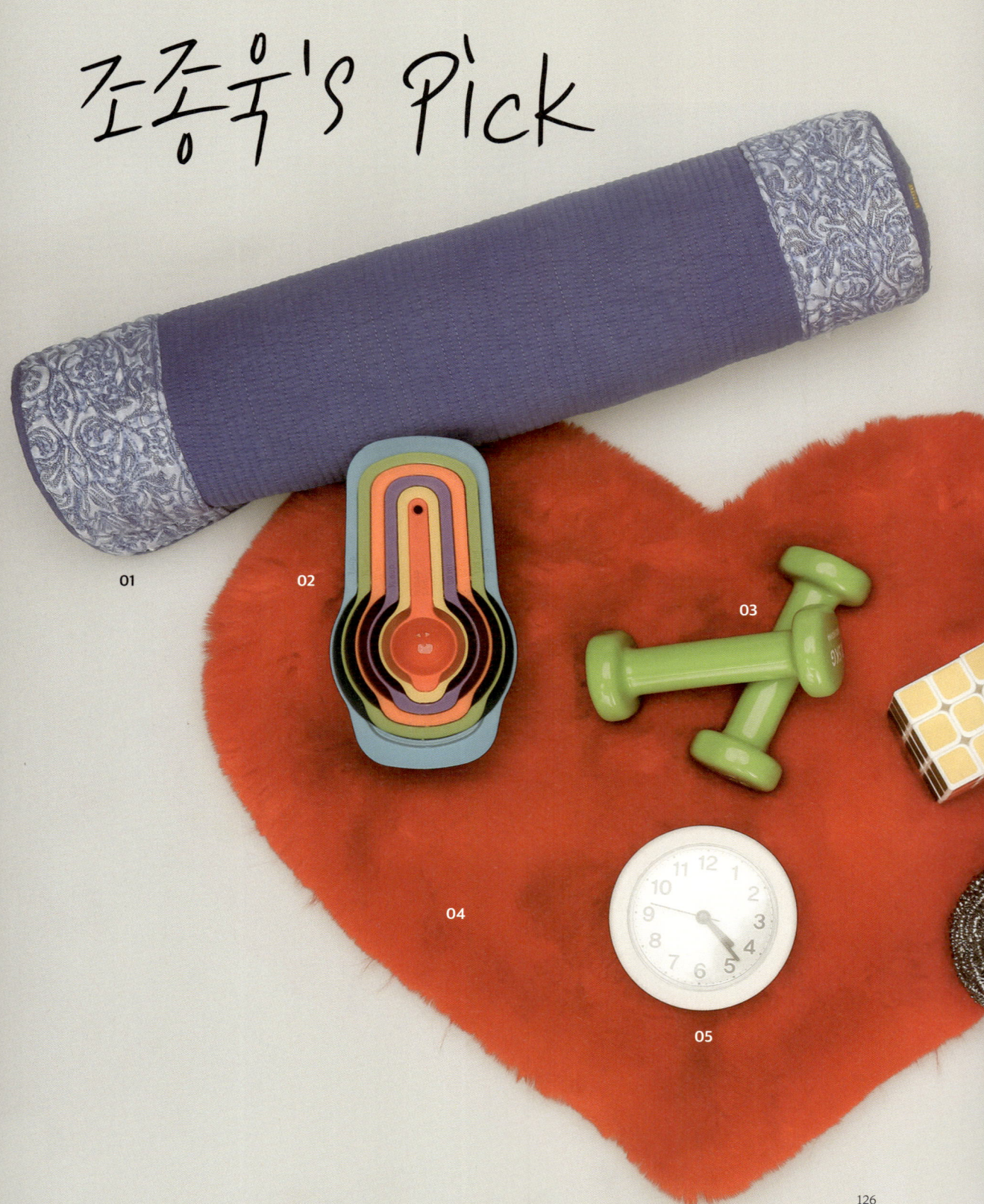

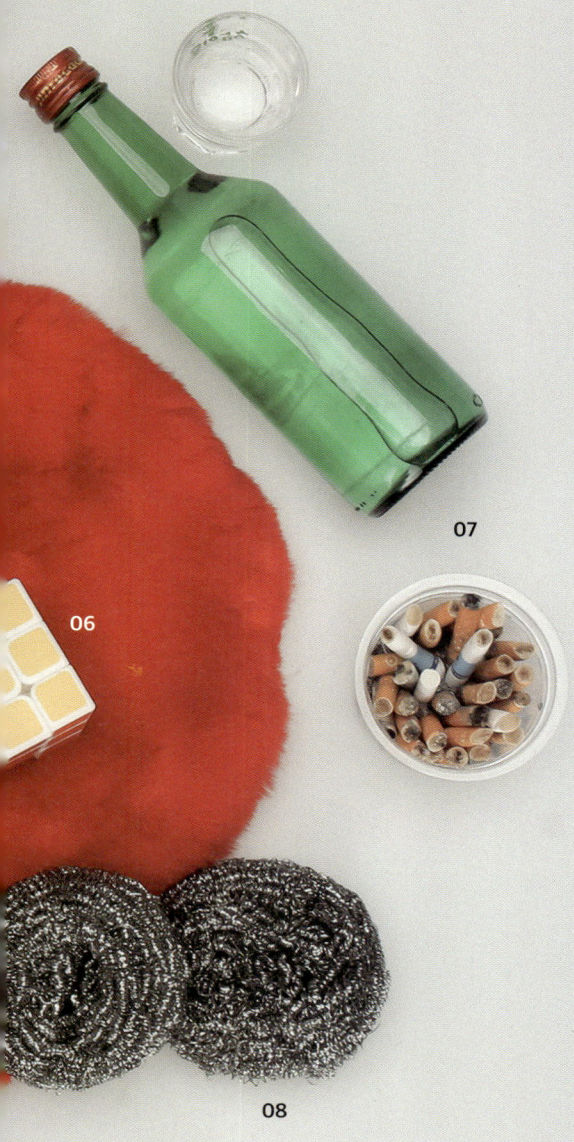

01 수면부족 : 암에 걸리기 전 내 생활 근간은 먹고 사는 일, 회사의 성장, 주변의 인정 등이었다. 야근은 일상이었고 잠을 편안히 자는 일은 뒷전이었다. 우리 몸은 숙면을 취해야 면역력이 높아진다. 지금은 흘러가는 대로 자연의 리듬에 삶을 맡기고 나에게 집중하고 있다.

02 기준, 나만의 틀 : 사회적 관습과 법 제도를 포함해서 '이건 이렇게 하면 안 되고, 이렇게 해야 한다' 하는 내가 정한 틀이 있었다. 사소한 일도 양보하지 못하고, 배타적이었다. 생각도 몸도 자유롭지 못하니 병이 든다. 나만의 틀을 버리니 선입견도 편견도 없어졌다.

03 운동 부족 : 몸의 에너지를 충전하지 않고 계속 소모하기만 했다. 바쁘다는 핑계로 늘 차를 타고 다니며 몸을 움직이지 않았다. 내 몸에게도 내 마음만큼이나 풀어놓고 마음껏 움직이며 뻗을 수 있는 시간을 주려 한다.

04 타중타애 : 자기 몸을 소중히 하고 제 몸을 아낀다는 뜻의 '자중자애'라는 말이 있다. 나는 타인에게 인정받기 위해 타인을 나보다 더 배려하고 중요시했다. 나는 나에게 타인보다 못한 대우를 받았다. 지금은 '자중자애'로 중심을 옮겨 왔다. 내 몸이 소중한 줄 아는 이가 타인의 소중함도 아는 법이다.

05 과로 : 일을 굉장히 많이 해야 하는 줄 알고 살아왔다. 가족과의 휴가도 의무처럼 해냈다. 나를 위한 여행을 한 번도 가본 적이 없었다. 나를 돌보지 않고 살았다는 또 하나의 증거가 '과로'다. 지금은 성공, 성취를 내려놓고 나에게 집중한다. 지치지 않고 오래갈 수 있도록 살핀다.

06 완벽주의 : 새벽까지 주말에도 일했다. 그 와중에 이사 갈 때면 이사 갈 집 가구배치도를 미리 그려서 한 치의 어긋남 없이 내 생각대로 이삿짐을 나르도록 했다. 1등을 해야 일을 얻고, 살아남는다고 생각했다. 나를 괴롭히는 이런 습관을 버리니 마음이 편안하다.

07 술, 담배 : 술은 1주일에 6일 이상 마시고, 담배는 하루에 2-3갑을 피웠다. 20세 때부터 술, 담배를 끼고 살았다. 그것이 관계를 잘 맺는 방법이라고 생각했다. 몸이 상하는 줄을 그땐 몰랐다.

08 스트레스 : 스트레스는 앞에 쓴 모든 버린 습관이 총망라된 결과물이다. 완벽주의, 성취지향, 잘나고 싶고, 잘 보이고 싶은 모든 지향이 긴장과 스트레스를 유발한다. 내가 나에게 만족하지 못하니 무슨 일을 해도 스트레스가 누적되었다. 마음을 비우니 생각이 바뀌고 스트레스도 낮아졌다.

Photographer 한석일

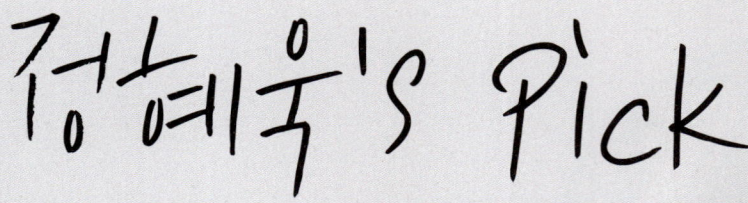
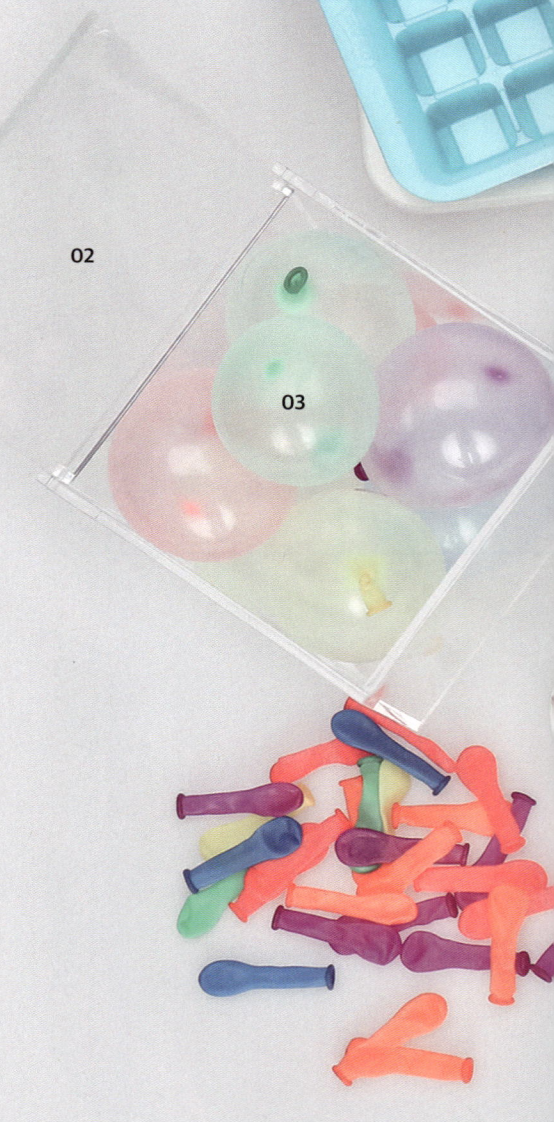

01 얼음 : 암이 냉병이라는 것을 알게 되었다. 우리는 항온성 동물이고 체온을 유지하기 위해 많은 에너지를 쓴다. 몸의 체온을 유지하고 몸을 덥히는데 쓰는 에너지를 치유에 쓰기 위해 차가운 음식(얼음)과 에어컨을 피하게 되었다.

02 나만의 틀 : 내가 가진 틀에 나를 가두고 다른 사람을 가두려고 하니 오해가 생기고 삑사리가 나기 일쑤였다. 틀을 깨고 다른 사람을 자유롭게 하니 모두 해방되더라.

03 욕심 : 내가 가진 욕심이 에고(ego)가 원하는 것인지 진정한 참나가 이루고 싶은 것인지 구별하고 에고가 가진 욕심을 내려놓기.

04 설탕(시럽) : 암은 포도당을 발효시켜서 얻는 에너지로 증식한다. 설탕, 초콜릿, 가공식품, 백미, 백밀가루로 만든 음식을 끊었다.

05 과식 : 암의 주요 요인은 노폐물 정체이므로 먹는 것을 모두 소화하고 흡수하는 것이 중요하다. 소화에 효소를 사용하기보다 대사에 효소를 사용하기 위해 복팔분할 수 있어야 한다. 복팔분이란 배의 80%가 차면 식사를 그치라는 뜻이다.

06 조급함 : 암이 정상세포보다 빠른 속도로 분열 증식하는 것처럼 우리의 성격이 암의 조급함과 닮아 있으면 암이 자라기 쉬운 환경이 된다. 조급함을 버리고 느긋하고 천천히 생활하면 암이 자랄 수 없는 환경이 된다.

07 고집 : 암은 소통이 안되는 돌연변이 세포이다. 나도 누군가와 소통이 되지 않는 고집을 부리면 암을 키우는 마음 습관이 된다.

08 과로 : 회사에서 돌아와도 11시까지 쉬지 않고 집안일을 하거나, 통화하거나, 가족들을 챙기고 있는 나. 나를 돌보기 위해서 휴식, 족욕, 독서, 좋아하는 음악 듣기를 한다.

09 결정장애 : 이 선택이 옳을지, 저 선택이 옳을지 망설이며 우유부단한 나는 늘 결정하고도 '저걸 고를걸 그랬나?'하며 후회까지 하는 스타일. 그 어떤 선택을 하든 옳고 의미있다는 것을 알게 된 후 마음이 놓이고 편안해졌다.

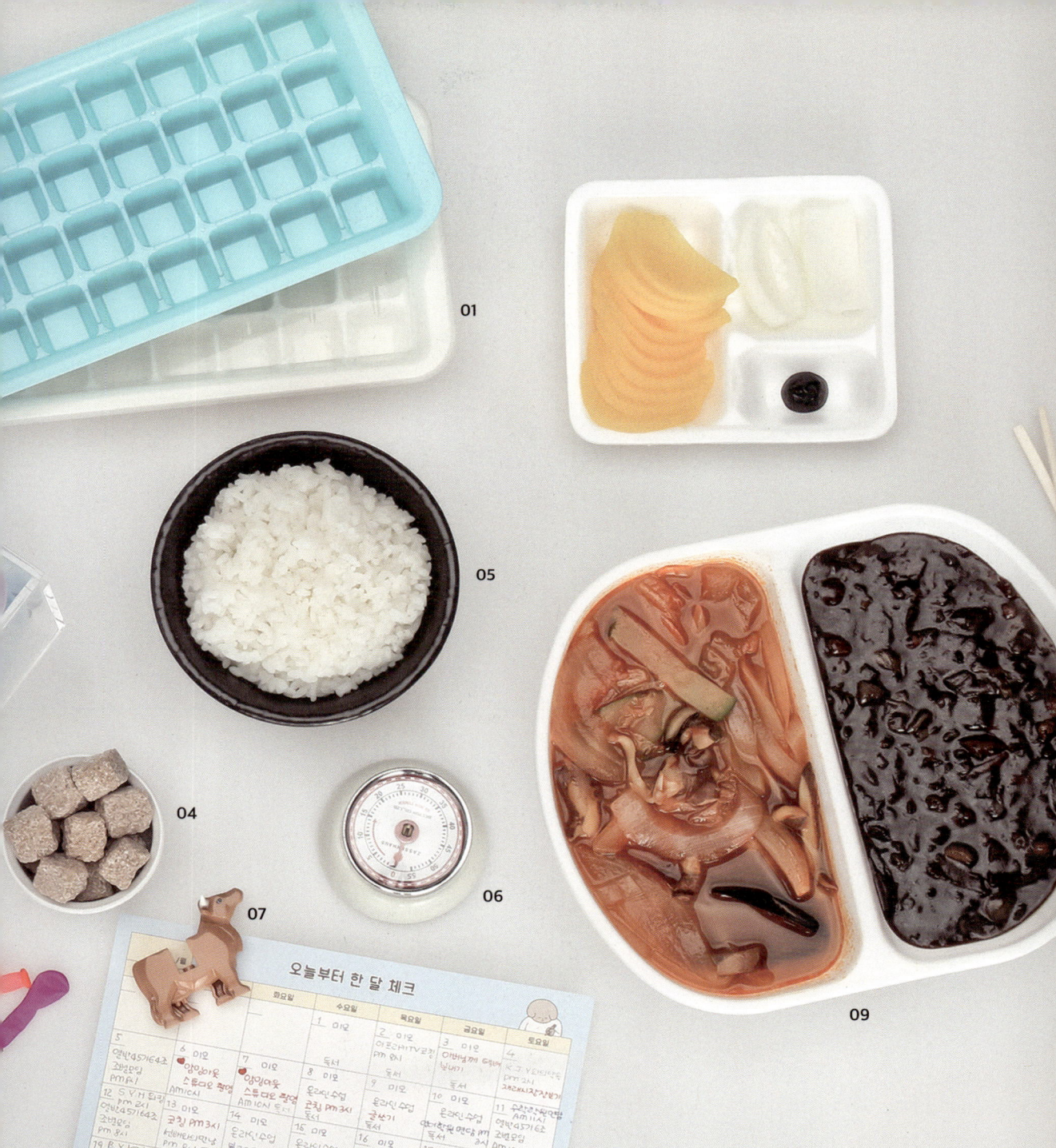

김영란's Pick

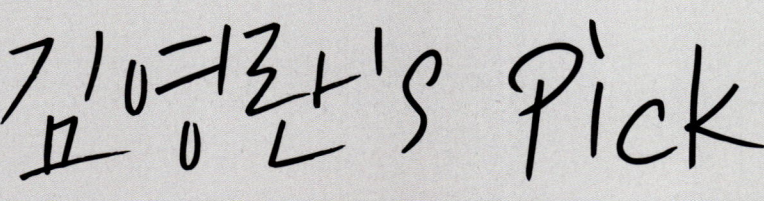

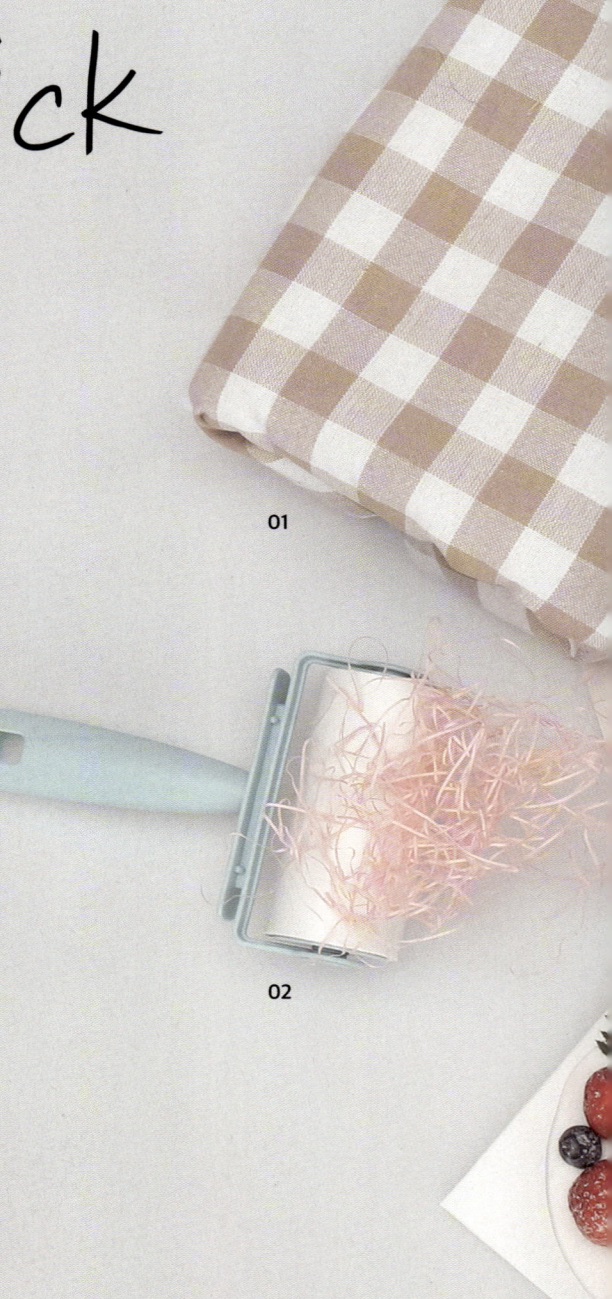

01 이불 : 어렸을 때부터 이불에 욕심이 많았다. 내 살림을 시작하고는 고운 색채를 가진 이불, 꽃무늬가 잔잔한 이불, 포근포근한 이불들이 장롱 속에 지천이었다. 암이 발병되었던 근원의 발상지를 이불과 연결한 것은 '집착'의 산물이 결국 예민한 신경회로를 만들고 스트레스가 된다는 것을 인지한 다음부터. 환경을 위해서라도 이불장을 간소하게 정리한 건 잘한 일이다.

02 번잡스러움 : 내 심상에는 많은 것이 들어있다. 사람들에게 잘하고 싶은 열망, 칭찬받고 싶은 열의, 무언가 이루어야 한다는 강박까지. 어디서 시작된 건지 알 수 없으나 마음 속 어수선한 것들을 정리하기로 했다. 이사를 하면서 내가 얼마나 많은 것들을 마음 안에 담아 두고 나를 갈망으로 어지럽혔는지를 알아차린 것은 참 다행이다.

03 서류, 자료 : 성공하고 싶어 닥치는 대로 많은 공부를 했다. 한 인간으로 태어나 성공한 인생을 살지 않으면 무의미하다고 생각하며 어떤 일이든 완벽에 가깝게 도전해 왔다. 도전하고 성공하기 위해 자료를 수집하고 신문을 낭독하며 스크랩해서 모조리 보관해 두었다. 지금은 '강박증'을 불러일으키는 스트레스 더미를 버린다. '편안'이라는 쉼을 갖고 싶어 책장의 모든 자료와 파일을 비우니 속이 다 후련하다.

04 빵 : 구수한 빵 냄새가 코를 자극하면 발을 멈추어 서성거리며 풍미를 느끼던 나의 식탁에는 늘 다양한 빵들이 차려졌었다. 혈당 지수를 높이는 밀가루와 설탕을 지속적으로 섭취하면 전신 피로감, 편두통, 불면증이 온다는 것을 알게 되었다. 설탕은 암의 주식이다. 암세포는 포도당과 과당이 결합한 형태로 정제된 설탕을 먹으면 더욱 활발하게 증식한다. 식습관을 바꾸었다. 면역력을 증진하는 잡곡, 자연 상태의 식이섬유로. 이제 빵은 내 식탁에서 사라졌다.

05 라면 : 초가공 식품은 암을 일으키는 포화지방을 함유하고 있다. 초가공 식품의 포장은 발암성 및 비스페놀A 같은 내분비 교란 물질을 포함한다. 또한 초가공 식품에는 식품첨가물이 들어있다. 그 특유의 맛에 매료되어 즐기던 라면이 이제 나의 건강을 지키기 위해 먹지 말아야 할 음식 1순위가 되었다.

06 달콤한 라떼 : 세계 암 연구재단은 '암 예방법' 식품으로 '가당 음료'를 제한 식품을 지정했다. 식생활 습관이 암 발생률에 큰 영향을 미친다는 것을 상기하며 카페에 가면 달콤한 라떼의 유혹을 물리친다. 뇌의 분비물에 필요한 단 음료를 먹고 싶을 때 사과나 당근 주스로 전환하니 라떼 결핍이 한결 해소된다.

07 하이힐 : 9센티 높은 구두는 여성의 자존심이라 우기며 두세 시간 강의할 때도 여전히 하이힐을 고집했다. 스트레스에 취약한 골격계가 심각한 질환을 유발한다는 연구 결과가 있음에도 그랬다. 세포도 스트레스를 제때 해소하지 못하면 유해 물질에 노출된다는 것을 알게 되었다. 낮은 구두, 편안한 구두를 선택하니 몸의 피로감도 낮아졌다.

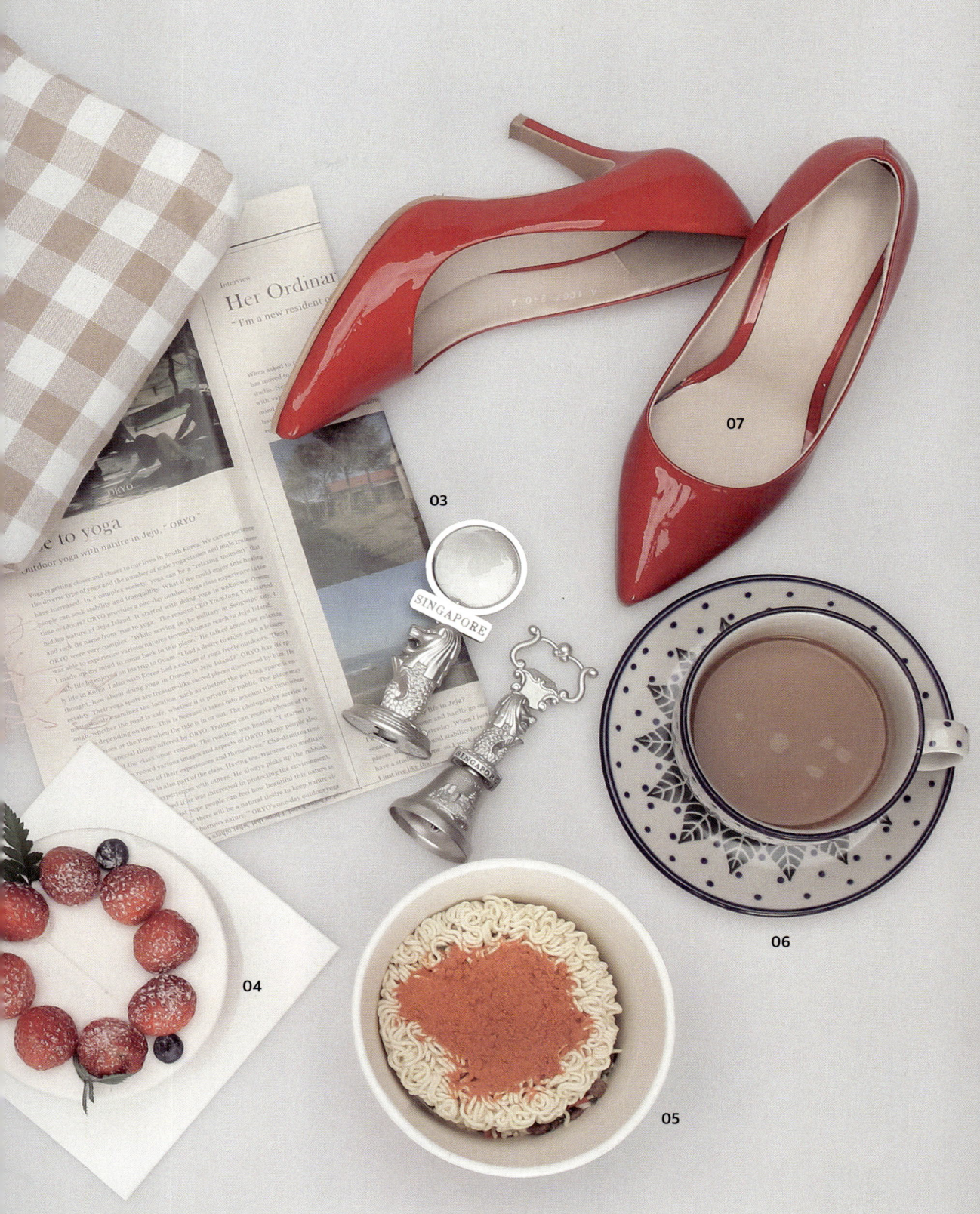

Photographer 한석일

만 든 사 람 들

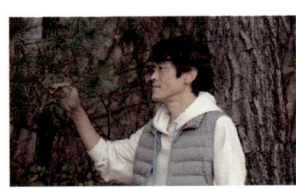

조종욱

오늘도 이만큼이나 건강한 몸과 마음으로 하루를 맞이하니 얼마나 감사한지 모릅니다. 비가 오려는 듯 꾸물꾸물하던 하늘이 오후가 되자 구름 사이로 햇빛을 슬쩍 내어주며 보이지는 않지만 끊임없이 용솟음치는 생명력이 세상에 존재함을 다시 한번 일깨워주네요. 저는 별로 한 게 없는데 이렇게 멋진 책이 완성된 것은 많은 분들의 마음과 노고가 켜켜이 쌓인 덕이라 여겨집니다. 건강이 허락하는 날까지 함께 나누고 봉사하며 살아가겠습니다.

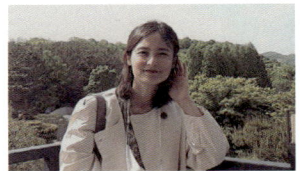

정혜욱

'암'이라는 어마어마한 두려움을 만난 후, 작은 빛을 따라 여기까지 왔어요. 나의 치병생활과 노하우를 정리할 수 있었고, 앞으로 내 삶의 방향을 다시 잡아볼 수 있었어요. 누군가 글을 쓰면 치유가 일어난다고 했는데 이제 그 말이 무슨 뜻인지 알 것 같아요. 앞으로의 날들이 신나고 기대되고 용기가 생깁니다. 3편을 도와주신 조진희 대표님, 메이크업과 코디를 맡아주신 유정윤님, 금정화 작가님, 유지현 작가님, 사진작가님들, 촬영마다 도와주신 효섭님, 나나님 그분들께 진심으로 감사드려요.

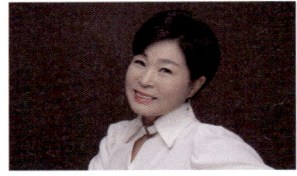

김영란

『암밍아웃』 습관편에 영광스럽게 참여한 저는 '암'이라는 큰 질병의 산을 겨우 하나 넘었습니다. 넘어야 할 더 높고 험한 산들이 기다리고 있겠지만 아미들이 전하는 격려와 위로, 자발적 의지, 응원과 공감에 힘을 얻고, 한 권의 책이 나오기까지 수고해주신 조진희 대표님과 모든 분들과 함께 희망이라는 높은 산봉우리를 넘어 보려 합니다. 지치고 힘들더라도 카이로스의 시간 속에 한 마리 나비가 되어 희망의 날갯짓을 이어가겠습니다.

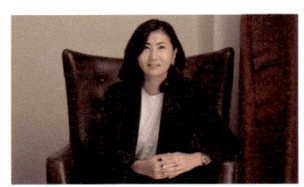

조진희

아미북스 출판사를 만들고 많은 아미들을 만났습니다. 하마터면 일만 하다가 죽을뻔 했는데 다양한 암 환우들을 만나 소통하고 치유 받으면서 잘 살고 있습니다. 암 환우들은 암을 겪으면서 건강한 습관이 하나씩 생기는데 그것을 나누면 어떨까 하는 생각으로 「암밍아웃 습관편」을 기획했습니다. 습관을 바꾸어 건강하게 살고 있는 저자 세 분 뿐만 아니라 사진작가, 암 환우 서포터즈 등 많은 분들이 도움을 주셨습니다. 이 모든 것이 여러분들과 함께여서 가능했습니다. 감사합니다.

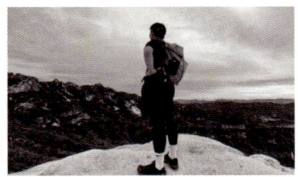

김성헌

대학 학보사 사진기자 생활을 하며 사진과 인연이 닿았습니다. 졸업 후 거리에서 뷰파인더를 통해 불의에 항거하고 부당한 권력에 저항하는 사람들의 모습을 사진으로 종종 담았습니다. 월간지 사진기자 생활을 하며 분단과 통일의 현장을 기록하기도 했습니다. 현재는 프리랜서로 활동하며 기업 사보 및 매거진 등 다양한 매체와 작업을 진행하고 있습니다. <암밍아웃> 2편의 주인공이었던 유지현 선배와의 인연으로 이번 책 사진 작업을 맡았습니다. 몇 년 전 큰 누나를 암으로 하늘나라로 보냈습니다. 저자 분들의 마음치유와 건강회복을 기원하며 '한컷한땀' 기록했습니다.

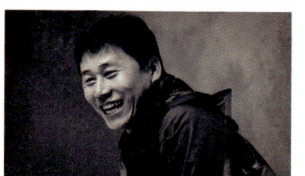

유석화

여행에 빠지면서 사진을 접하게 되었고, 2007년 사진에 입문했다. 국내는 물론 세계를 여행하며 여행 사진을 주로 찍었다. 박지원의 여행길을 담은 사진은 박수밀 저 「열하일기 첫걸음」에 실렸다. 2021년 충남 보령으로 귀촌, 공유의 집 「안온재」에서 반려견 별·달과 자연과 벗하며 살고 있다. 조진희 대표의 용기와 애정으로 탄생한 「암밍아웃」에 함께 작업할 수 있게 돼서 기쁘다.

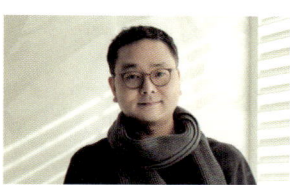

이성환

베이비로엘 스튜디오를 운영하는 대표 이성환입니다. 아기사진, 가족사진, 프로필 사진을 촬영하다 이번에 인연이 닿아 「암밍아웃」 촬영에 참여하게 되었습니다. 스튜디오 촬영이 고되셨을텐데도 끝까지 즐겁게 참여해주신 모든 분들께 감사합니다. 멋진 저자분들과의 촬영으로 가슴 따뜻하고 의미있는 시간이었습니다.

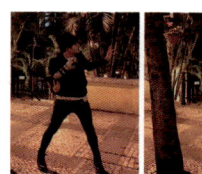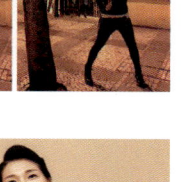

한석일

장르불문 모든 분야를 촬영하는 Photographer Diem입니다. 「암밍아웃-제주도편」에 이어서 암밍아웃과 두번째 작업이 되었네요. 항상 누군가에게 도움이 되는 큰 의미를 지닌 암밍아웃은 언제나 저에겐 그 모든 일보다 행복한 일이 아닐수 없습니다. 기획, 디자인, 사진 모든것이 매번 설레고 기대되는 책 「암밍아웃」.

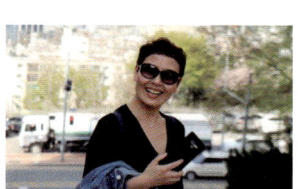

유정윤

아미북스의 영원한 인턴 유정윤입니다. 암밍아웃 1권, 2권, 3권까지 3번의 가을과 겨울을 함께 했습니다. 앞으로 몇 번의 가을, 겨울을 함께 하게 될지 모르겠지만 함께하는 모든 순간에 진심과 정성을 더 쏟겠습니다. 촬영하는 내내 행복해하고 즐거워하는 저자님들의 모습이 저를 조금씩 더 좋은 사람이 되게 만들어주고 있습니다.

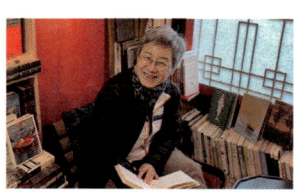

금정화

단순하고 보잘 것 없다고 생각했던 제 이야기가 암밍아웃을 만나 글이 되고 책으로 만들어지는 기쁨을 맛보며 생각했습니다. 더 많은 사람들이 이런 기쁨을 누릴 수 있게 나도 재능을 나누어야겠다고. 「암밍아웃-습관편」의 탄생을 함께 할 수 있어서 즐거웠습니다. 힘든 시간 후에 맞이하는 아름다운 날들에 감사드립니다.

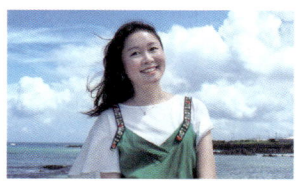

유지현

「암밍아웃-서울시장편」을 통해 아미들을 폭넓게 만났습니다. 함께 했던 저자들과는 이제 가족처럼 지냅니다. 아픈 사람들끼리 만나봐야 좋지 않다는 말은 틀렸습니다. 같은 아픔을 겪은 아미들이 서로 격려하고 좋은 습관을 나눌 때 고통은 줄어들고 치유의 기쁨이 일어난다는 걸 체험하고 있습니다. 「암밍아웃-습관편」의 저자들과 함께 할 수 있음에 그저 감사할 따름입니다.

조현정

암 진단을 받은 작년 8월은 제 인생에서 가장 추운 여름이었습니다. 그때 잠시 멈추고 주위를 돌아보니 당연하게 생각했던 것들이 너무도 소중하다는 것을 깨달았습니다. 아직 치료 중이지만 아미북스와 함께 한 이 시간도 소중한 추억이 될 것이라고 믿습니다. 소박한 저의 그림을 담아주셔서 감사합니다.

도움주신 분들 감사합니다.

김희숙, 에트레 부띠끄 조혜재, 닥터스푸드 이소라, 손윤이, 정다현, 김경선, 홍소라

암밍아웃
암이 탄생시킨 새로운 단어들
세 번째 이야기

초판 1쇄	2022. 05. 09
펴낸이	조진희
기획	조진희
저자	조종욱, 정혜욱, 김영란
편집	금정화, 유지현, 정비아
사진	김성현, 유석화, 이성환, 한석일
디자인	디자인생선가게 유민영
일러스트	조현정
스타일리스트	유정윤
인쇄	예인미술
펴낸 곳	아미북스
출판등록	제2019-000080
주소	서울시 성동구 성수이로24길 37 503호
전화	02-3673-2220
이메일	cho7662@naver.com
인스타그램	amibooks_official

ISBN 979-11-969852-7-1

이 책의 저작권은 『아미북스』에 있으며 무단 전재나 복제는 법으로 금지되어 있습니다.
잘못된 책은 구입 하신 곳에서 교환해 드립니다.

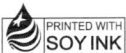
이 책은 FSC인증을 받은 친환경 용지에 콩기름 잉크로 인쇄되었습니다.
표지: 랑데뷰 울트라화이트 240g/㎡, 내지: 미스틱 105g/㎡